中医非物质文化遗产临床经典读本

福寿丹书

明·龚居中 著

何振中 校注

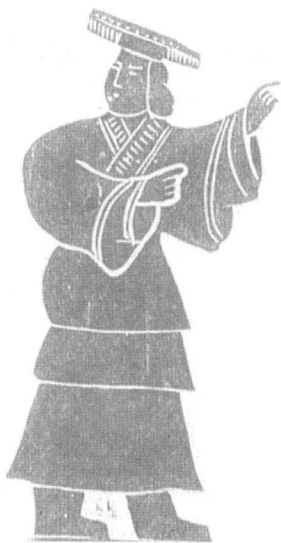

中国医药科技出版社

图书在版编目（CIP）数据

福寿丹书/（明）龚居中著；何振中校注 . —北京：中国医药科技出版社，2012.1

（中医非物质文化遗产临床经典读本）

ISBN 978 – 7 – 5067 – 5296 – 1

Ⅰ. ①福… Ⅱ. ①龚… ②何… Ⅲ. ①方书 – 中国 – 古代 Ⅳ. ①R289. 2

中国版本图书馆 CIP 数据核字（2011）第 245186 号

版式设计 郭小平

出版 中国医药科技出版社
地址 北京市海淀区文慧园北路甲 22 号
邮编 100082
电话 发行：010 – 62227427 邮购：010 – 62236938
网址 www. cmstp. com
规格 710 × 1020mm $^1/_{16}$
印张 14 $^1/_4$
字数 152 千字
版次 2012 年 1 月第 1 版
印次 2024 年 7 月第 3 次印刷
印刷 北京印刷集团有限责任公司
经销 全国各地新华书店
书号 ISBN 978 – 7 – 5067 – 5296 – 1
定价 29. 00 元
本社图书如存在印装质量问题请与本社联系调换

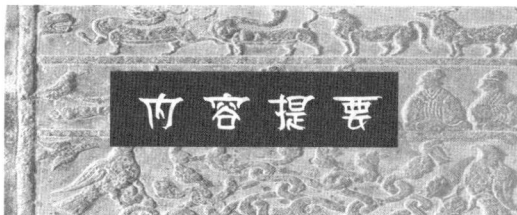

内容提要

　　《福寿丹书》是明代龚居中所著的著名医学养生学著述。本书从七个方面阐述了养生之要诀，"安养篇"从日常生活的各个具体方面入手，论述保养精气神与养性延寿的关系，概述了导引、行气之要诀，特别介绍了华佗五禽戏及其图式；"延龄篇"采集了48势炼功图及功药配合疗疾之方；"服食篇"介绍了大量补益身心、延寿、美容等食疗、食养方药及其配制、服用方法、服用时间长短等；"采补篇"主要阐述房中养生之要诀及其方药的用法；"玄修篇"介绍了内丹炼养之要诀；"清乐篇"结合四时养生以及作者生活处事的准则，特别把道德修养作为养生之根本；"脏腑篇"论述人体脏腑的概要以及脏腑用药、宜忌等方面。本书上承汉季四时养生之论，东晋葛洪"藉众术之共成长生也"的修身观；中取初唐孙思邈的养性、服食原则，宋代以来内丹养生思想；下摘近世如张三丰、朱权等人摄生之要。龚氏认为养生之价值不但在于"保固自己之精神"，而且还要承担一定社会责任，即"拯救生民之疾苦"，至今仍具有现实意义。

出版者的话

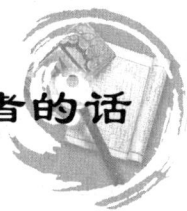

中华医学源远流长，博大精深。早在两汉时期，中医就具备了系统的理论与实践，这种系统性主要体现在中医学自身的完整性及其赖以存续环境的不可分割性。在《史记·扁鹊仓公列传》中就明确记载了理论指导实践的重要作用。在中医学的发展过程中，累积起来的每一类知识如医经、方剂、本草、针灸、养生等都是自成系统的。其延续与发展也必须依赖特定的社会人文、生态环境等，特殊的人文文化与生态环境正是构成中医学地域性特征的内在因素，这点突出体现在运用"天人合一"、"阴阳五行"解释生命与疾病现象。

但是，随着经济全球化趋势的加强和现代化进程的加快，我国的文化生态发生了巨大变化，中国的传统医学同许多传统文化一样，受到了严重冲击。许多传统疗法濒临消亡，大量有历史、文化价值的珍贵医药文物与文献资料由于维护、保管不善，遭到损毁或流失。同时，对传统医药知识随意滥用、过度开发、不当占有的现象时有发生，形势日益严峻。我国政府充分意识到了这种全球化对本民族文化造成的冲击，积极推动非物质文化遗产保护。2005年《国务院办公厅关于加强我国非物质文化遗产保护工作的意见》指出："我国非物质文化遗产所蕴含的中华民族特有的精神价值、思维方式、想象力和文化意识，是维护我国文化身份和文化主权的基本依据。"

中医药是中华民族优秀传统文化的代表，是国家非物质文化遗产保护的重要内容。中医古籍是中医非物质文化遗产最主要的载体。杨牧之先生在《新中国古籍整理出版工作的回顾与展望》一文中说："古代典籍是一个民族历史文化的重要载体，传世古籍历经劫难而卓然不灭，必定是文献典籍所蕴含精神足以自传。……我们不能将古籍整理出版事业仅仅局限于一个文化产业的位置，要将它放到继承祖国优秀文化传统、弘扬中华民族精神、建设有中国特色的社会主义的高度来认识，从中华民族的文化传统和社会主义精神文明建设的矛盾统一关系中去理解。"《保护非物质文化遗产公约》指出要"采取措施，确保非物质文化遗产的生命力，包括这种遗产各个方面的确认、立档、研究、保存、保护、宣传、承传和振兴"。因此，立足于非物质文化遗产的保护，确立和展示中医非物质文化遗产博大精深的内容，使之得到更好的保护、传承和利用，对中医古籍进行整理出版是十分必要的。

而且，中医要发展创新，增强其生命力，提高临床疗效是关键。而提高临床疗效的捷径，就是继承前人宝贵的医学理论和丰富的临床经验。在中医学中，经典之所以不朽是因其经过了千百年临床实践的证明。经典所阐述的医学原理和诊疗原则，已成为后世医学的常规和典范，也是学习和研究医学的必由门径，通过熟读经典可以启迪和拓宽治疗疾病的思路，提高临床治疗的效果。纵观古今，大凡著名的临床家，无不是在熟读古籍，继承前人理论和经验的基础上成为一代宗师的。因此，"读经典做临床"具有重要的现实意义。

意识到此种危机与责任，我社于2008年始，组织全国中医权威专家与中医文献研究的权威机构推荐论证，按照"中医非物质文化遗产"分类原则组织整理了本套丛书。本套丛书包括《中医非物质文化遗产临床经典读本》（第一批70种，第二批30种）与《中医非物质文化遗产临床经典名著》（第一批30种，第二批20种）两个系列，共150个品种。其所选书目精当，涵盖了大量为历代医家推崇、尊为必读的经典著作，也包括近年来越来越受关注的，对临床具有很好指导价值的近代经典作品。

本次整理突出了以下特点：①力求准确：每种医籍均由专家遴选精善底本，加以严谨校勘，为读者提供准确的原文。②服务于临床：在书目选择上重点选取了历代对临床具有重要指导价值的作品。③紧密围绕中医非物质文化遗产这一主题，选取和挖掘了很多记载中医独特疗法的作品，尽量保持原文风貌，使读者能够读到原汁原味的中医经典医籍。

期望本套丛书的出版，能够真正起到构筑基础、指导临床的作用，并为中国乃至世界，留下广泛认同，可供交流，便于查阅利用的中医经典文化。

本套丛书在整理过程中，得到了作为本书学术顾问的各位专家学者的指导和帮助，在此表示衷心的感谢。本次整理历经数年，几经修改，然疏漏之处在所难免，敬请指正。

中国医药科技出版社
2011年12月

校注说明

龚居中字应圆,号如虚子、寿世主人,豫章云林(今江西金溪县)人,生卒年不详,曾为太医院医官,是明代著名的医家、道家养生家。其著作除《福寿丹书》外,尚有医著《痰火点雪》(1630年)四卷、《外科活人定本》四卷、《外科百效全书》、《女科百效全书》、《小儿痘疹医镜》、《幼科百效全书》等。

本书明天启4年(1624年)初刊时封面名《福寿丹书》,书中又称《万寿丹书》(全称《新镌五福万寿丹书》)为六卷本,篇目有"安养篇、延龄篇、服食篇、采补篇、玄修篇、清乐篇"。后于崇祯3年(1630年)作了增删,删去了"玄修篇"和"清乐篇",并对"服食篇"、"采补篇"作大量删节(其中前者删去38条,后者删去47条,多为成方),但对"延龄篇"作了部分增补,并新增"脏腑篇",修订成六卷,取名《万寿丹书》。

为保存此书原貌,对其中现今看来为妄诞或不科学之处未予删节,读者须自行鉴别。

凡书中原文错误之处均做出更改,并于注释中标明所改之处以及修改之依据;存疑之处亦标出,并注出他本作""。其中,以"□"代替不明或所缺之字,多个□代表多个字数。

繁体字、异体字径改不注;部分因有其特殊含义如"炁",则保留不改;有些通假字、词量多,但一目了然亦无歧义,即于首次出现时注出,此后则不注亦不作改动,如"射(香)"通"麝(香)","内"通"纳","暴"通"曝"等等。

原书因竖排而题作"右"者,今悉改作"上"。原书无目录,按各篇顺序作重新编目。

《福寿丹书》曾于1994年由文诗等人点校，由中医古籍出版社出版，并于1999年出了第二版。此次点校过程中发现，上书点校主要以崇祯本（此本文字清晰）为依据，录入时尚有部分句、段遗漏，如"清乐篇"之最后9条与部分图片等等；天启本被删改之处"服食篇"38条、"采补篇47条"均未录入。此次点校将天启本内容全部录入，并增入崇祯本所补充之内容，包含天启本及崇祯本两个版本之所有内容共七篇，成为内容大体完整七卷本。由于天启本印刷质量差，六卷之中存有不少字迹不明、无字及其他缺漏，而且无对照本可供参校，需待以后搜集他处存本以对照补充之。

　　关于本书所用图片说明：主要图片共75张，第13马丹阳周天火候图、14张紫阳捣碓势图采自明·罗洪先著任廷革校《卫生真诀》（书中之图据中医研究院图书馆馆藏明抄本扫描，中医古籍出版社，1987.20～21.）；第57橐籥图、58升打灵砂罐式图系校注者按天启本图自画；其中第59精妙要机图、60橐籥式图张扫描自中国中医科学院图书馆天启本，第63火候图采自《正统道藏》。其余第1～12，14～56，61、62，64～75；均采自文诗人等点校《福寿丹书》（中国古籍出版社，1994年），此本图片均采自崇祯本。文中"玄修篇"（《规中指南》）小图片均采自《正统道藏》，其他卦爻等小图片均为自画。

校注者

2011年4月

序一

　　盖闻福不可以苟得，寿不可以幸致，岂天之啬于人哉，实人之自啬耳。何也？贫穷拂郁者，固无所得福。即富贵荣显固无由致寿者，又以享用大过而不能得全福。辛勤征逐者，固无由致寿。而安居清逸者，又以利欲撄神而不能致寿。此福寿之萃于人者不多见也，其知惜福保寿者乎。何谓惜在养德，在寡取？无害人之心，即是养德，无利己之念，即是寡取。而其要求于存心□□□□□□□□□□□□□□□是窒欲，不溺情于夭冶，即是取□□其要先于养气，此福寿之丹所由作也。予友应圆龚君，博极群书，雅擅名物，其以应圆为号，盖真有执圜中以应无穷者。兹集名家群玉，类成一册，名曰《福寿丹书》。而分其类曰安养者，所以示知，生而知患之所由生，则可长保而养斯安。曰延龄者，所以示颓龄之源，而知延之之道，则颓无由致而龄可延。至若服食之方，人皆习为日用之常，而不知杯酒鸩毒，枕席□人皆以为糟粕。盖乃采补之□人皆视为纵欲之符，而不知生门死户，火龙水虎，则采补为唾余矣。其曰玄修，虽非众好，结慕道之士，遍求弗得其要领，而此篇独穷其旨趣，身铅心汞定水慧火，片晌❶可以凝结，触目而自豁然矣。《清乐》一篇，尤为顶针盖世，人知鲜衣美食，歌童舞女，撞钟击鼓之为乐，而不知色令目盲，音令耳聋，味令口爽。孰与夫逍遥彝鼎图史之间，怡情风月

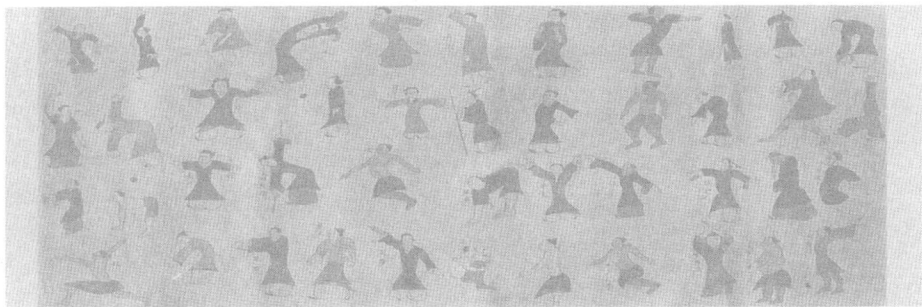

---

❶　晌：原文作"响"，据文意改。

山水之趣，倦则一榻侣羲皇，行则朗吟宽岁月？自非应圆君特标其旨，阐其玄。而大同之世，人何由知福之得寿补之所由致哉。录成后示予属予弁予，愧道未甚得其真荃，何敢肆焉侈谈。第交其人，见其书不觉心旷神怡，蔼然而有得也。且得拜应圆，茅塞之开矣，又何敢无说而处此，聊书数语以赠，庶域中有大观当不以予言为谬矣，谨为序。

天启甲子仲夏上浣银台文林郎筠

阳伯受敖　祜拜书

序二❶

予亦吏隐者，寓迹簿书，栖心溟涬，退食自公，委蛇多暇，辄辟静室以居，伏读养生家言，恍然而悟，原与孟氏《养气篇》互相发明。其所云"喉息踵息"，即孟氏旦气夜息之说是也。此理不分仙凡，宁分宦隐。尝偶句云：着意寻丹，静中欲动，玄犹俗，因时觅息，忙里偷闲，吏亦仙。非敢妄意神仙幻化，实欲证孟氏家法耳。忽抽架上一编阅之，为《万寿丹书》，所论精气神三宝，及内外、铅汞、吐纳、调息之说甚备。循其性氏，则龚生应圆，且同为云林人，随自诧云：里有异人，三十年而不遇，果藏形灭影之徒欤！而梓里不以名著，时托迹漫游于秣陵、维扬间，与诸名公相订正。动以岁月计，多方踪迹，终不可得。迩来建南客有至自潭城者，为予道：书林里一人颇崎，似儒流，亦似散人，似大医王，又似玄宗主，包涵无垠，莫可名状。予心知其为应圆也。已物色之，果然，爰招至署中，与宾泰曲星辈纵横辨析，娓娓如峡泉不竭。始知应圆初习举子业，能属文，髫年善病，因弃而学医。医固儒术也，儒者，善养气，不讳言玄门，于是究心丹诀，漆叶青黏，较《黄庭内景》等无有二。大率其书多根抵于儒，故识正大而说平易，不为鉴空语怪荒谬难行之事，以诳世愚俗，且哀众生夭扎❷汲汲，欲引之长年，意孔嘉矣。而书复朗然开涤，雅俗共晓，不必问蜩与鸡，一见可决是非，仁心而济以仁术者乎！夫二十三家，各有一子训，同时并到，为是形到，为是神到，乃知

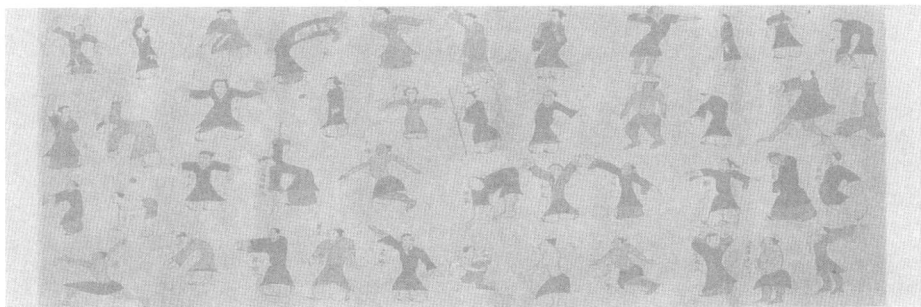

---

❶ 序二、序三、序四，天启本无，据崇祯本补。
❷ 扎：疑为"折"。

人人有仙骨，人人有真丹，自有而不自认，不得不取诸方士以证之。试按入门之法与究竟之方，则应圆其最著矣。予既喜其发覆，适谐夙好，兼欲并跻一世于仁寿而无从，必假此为津梁，奚敢私诸蔡帐，故为鉴定，序行之。

崇祯庚午岁长至日
赐进士 中奉大夫 福建布政使司
右布政使前按察司按察使
钦差整饬建南兵备
奉牧督理通省粮饷道
酉戌乡会同考试官
虞桂绍龙撰

序三

　　始皇入海求神仙之药，古今谬之，虽然，岂谬也哉？帝亦聪明之主也，岂智不若后人，而固漫信方士也者。盖修仙实有三等，有天仙，有水仙，有地仙。天仙之道，能变化飞升也，惟上士能学之。以身为铅，以心为汞，以定为水，以慧为火，在片晌之间，可以凝结，十月成胎，本无卦爻，亦无斤两，可以心传之。水仙之道，能出入隐显也，在中士可学。以气为铅，以神为汞，以午为火，以子为水，在百日之间，可以混合，三年成象，虽有卦爻，亦无斤两，可以口传之。地仙之道，能留形住世也，即庶士皆可以学。以精为铅，以血为汞，以肾为水，以心为火，在一年之间，可以融结，九年成功，既有卦爻，又有斤两，故以文字传之。善度人者，取其皆可以学者言焉，而后其说可以久存而不废其道，可以济世而不误。凡此非关吏之臆言得之泥丸所论者，如是迄今执《万寿丹书》所论而证之，实千载而一符，然后知此道原不谬妄，亦人所以求之者，未得真实涂❶径耳，请以是书告之。

辛未季春闽关首吏里人郭之祥漫言于潭阳公署

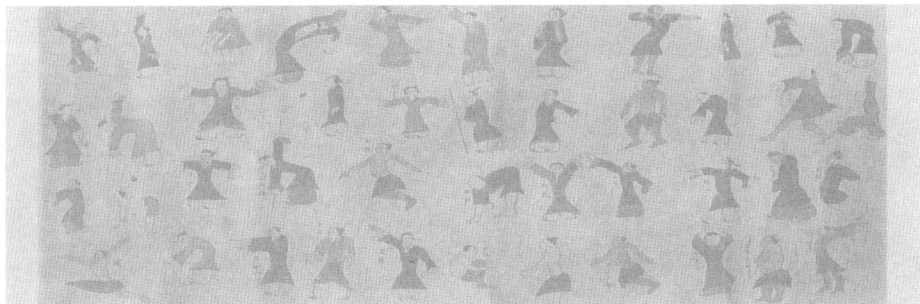

---

❶ 涂：通"途"。

序四

　　夫旗常竹帛都温席厚缘身而有也，身又缘生而有者也。惟上古至人，淡于一切声色，游娱不妄作劳，以故不谙黄白抽添之旨，年法亦逾期颐。乃今不然，以酒为浆，嗜欲如狂，七情柴其内，万事桔其外，醒之以飞扬幻妄，俱属无益之伎俩，而懵懵也。是奚异青蝇嗜汁以忘溺，游蜂恬蜜以丧命，粉蝶恋花以断魂哉！又焉望其如熊之伸，鸟之导，以自引其寿考哉！无他，龙虎、汞铅、卦爻、斤两之术不明，虽欲诱进其奚从焉。家应圆业儒攻医，于《参同》、《悟真》诸奥义，妙有契授，桂骧云方伯尝折节之。既镌其所撰《万寿丹书》行世，复邮寄嘱予序之，夫予即序哉！展转宦途，唯是国计民生，梦寐撄宁，即耳而提之曰：此夫黄白抽添也，熊伸鸟导也，龙虎汞铅卦爻斤两也，茫不省为何物，毋论弗能言，即言矣，亦隔靴搔痒而已。第此深信之而不疑者，自谓序应圆书独无愧。何也？尝征之于屠肆矣。盛暑铄金，猪羊肉食悬己腐，醓以腌之，则经久可以不败，况于以宜身益命之大道吐纳于己，而有不令人长生久视耶！请与尊厥生者，共宝惜之。

鉴猩龚廷献书

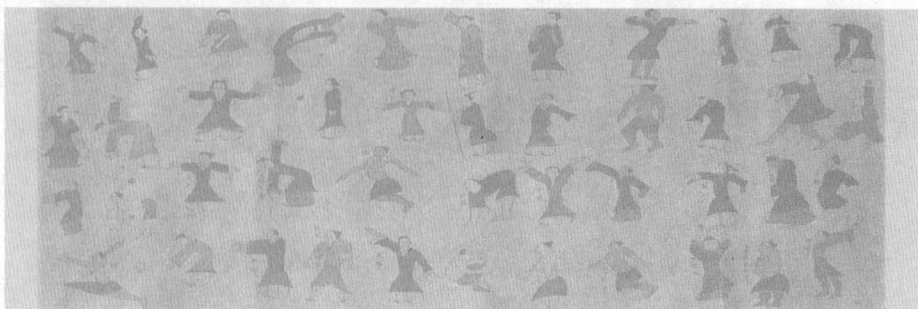

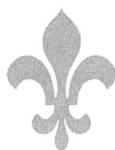

目录

目
录

安养篇 （一福）

安养篇引[1]

　　盖闻儒者之论，有曰人生实难，则有生不可全之。又道家者言，有曰患在有生，然既有生又安得不全之。故养重已世，自离道知生之为患而愈入于患，知生之难而不自护其为难，于是近者溺于日用饮食之中，茫不思性命之谓何。其远者又脱焉日用饮食之外，以语玄论虚一无当耳。夫日用饮食之中，道之流存也。就日用饮食之中，适其宜，慎其动，节其用，以求合于至人之修，即为道之所榷也。乃上之富贵艳腴，精神销于酒色，视听惑于歌舞，其财力有余可以自养，而不欲为养式之中；处饶乏事，畜劳其外，丰美旋其内，虽财力仅可以自养而不暇为养。下之冻饿相迫，疲形竭虑，岁月耗荡，顷刻无息，便欲自养而不能矣。能不痛哉！夫虽高达人士，超出世味，独忧性命。在富贵，可瞥尔遗弃，自取恬适；在营逐，可划然中止，别求生活；在贫困，可随寓自得。不复念境以求于物，则人人可至于道。而为道之法，刻刻可行，百凡病患，亦可却邪而不至于患。是以取今昔贤达所论，尽用动息之际，卫生之论，保持之术，萃而为篇，以安养名。

居　处

　　如虚子曰：山林深远，固是佳境，独处则势孤，人稠则喧杂。在人野相近，心远地偏，背山临流，气候高爽，土地良沃，

---

　　❶ "安养篇引"天启本脱，据抄本及崇祯本校补。

泉水清美，如此得十亩平坦处，便可构居。若有人力，可二十亩，更不得广，广则营为关心，或似产业，尤为烦也。若得左右映带，冈峦形胜，最为上地，地势好，则居处安。

广惠子曰：看地形向背，择取好处，立正堂三间为寝室，梁长柱高，椽上著栈，栈上著泥，俟泥干，以瓦盖之。若无瓦，草盖，令厚三尺，则冬温夏凉。四面筑墙不然堑垒，务令坚厚，断风隙。屋西作一格子房，以待客。客至引坐，勿令入寝房，及见药室，恐外来者有秽气，损人坏药故也。堂后立屋两间，每间为一房门，令牢固。一房著药物，更造一立柜，高脚为之；天阴雾气，柜下一少火，若江北，则不须火也。一房著药器，地上安厚板，板上安器著地土气，恐损正屋。东去屋十步，造房三间，南间作厨，北间作库，库内东墙，施一棚两层，高八尺，长一丈，阔四尺，以安食物；必不近正屋，近正屋，则恐烟气及人，兼虑火烛，尤宜防慎。于厨东作屋二间，为弟子家人寝处。于正屋西北，立屋二间通之，前作格子，充料理晒曝药物，以篱院隔之。又于正屋后三十步外，立屋二间，椽梁长壮，柱高间阔，以安药炉，更以篱院隔之，外人不可至也。西屋之南，立精屋一间，安功德克念诵入静之处。中门外水作一池，可半亩余，深三尺，水常令满，种芙蕖菱芡。绕池岸，种甘菊花，既堪采食，兼可阅目怡闲也。

如虚子曰：鸡鸣时起，就卧中导引。导引讫，栉漱即巾，巾后正坐，量时候寒温，吃点心饭，若粥等。若服药者，先饭食，复吃药酒。消息讫，入静、烧香、静念。不服气者，亦可念诵，洗雪心源，息其烦虑。良久，事讫即出，徐徐步庭院间散气，地湿则勿行，但屋下东西步令气散。家事付与儿子，不得关心。所营退居，去家百里五十里，但时知平安而已。应缘居所要，并令子弟支料顿送，勿令数数往往来惯闹也。一物不得在意营之，平居不得嗔，不得大语、大叫、大用力，饮酒至醉，并为大忌。四时气候，和畅之日，量其时节寒温，出门行三里二里，及三百二百步为佳，量力行，但勿令气乏气喘而已。亲故邻里，来相访问，携手出游百步，或坐，量力，宜谈笑简约，其趣才得欢适，不可过度。人性非合道者，焉能无闷，闷则何以遣之？还须畜数百卷书，易老庄等，闷来阅之，殊胜闲坐。衣服但粗缦可御寒暑而已。第一勤洗浣，以香沾之。身数沐浴，务令洁净，则神安道胜也。所将左右供使之人，或得清净弟子，精选小心少过谦谨者，自然事闲，无物相恼，令人气和心平也。凡人不能绝嗔，得无理之人易生嗔喜，妨人道性。

如虚子曰：屋宇宅院，成后不因崩损，虽有修造，乃妄动土，二尺以下，即有土气慎之为佳。初造屋成，恐有土木气，待泥干后，于庭中醮祭讫，然后择良日入居。居后明日烧香，结界发愿，愿心不退转，早悟道法，成就功德。药无败坏，结界后，平旦以清水漱口，后东南方左转，诵言"紧沙迦罗"；又到西南角言，你自受殃。——如是，满七遍，盗贼皆息心，不为害也。或入山野，亦宜作此法。或在道路逢小贼作障难，即定心作降伏之意，咒言"紧沙迦罗，紧沙迦罗"一气尽为度，亦自散也。此法是释门深秘，可以救护众生，大慈悲，故不用令。孝子、戈猎、鱼捕之人入宅，不用辄大叫唤。每种树木，量其便利，不须等闲漫种无益，柴炭等并年支，不用每日令人出入门巷，惟务寂然。

一三道人曰：凡居常独卧，欲为性命之学，以生死为忧者。须每未旦，鸡未鸣，鸟未噪，人未动之先，阳气清盛，即宜起坐衾中，收此气以自养，中者寿，上者仙，即不获玄功者，亦于死后带得去。《东坡集》载老人曰：惟五更早起，可以勾当自家事，盖谓此。

清介子曰：凡人居止之室，必须用密，勿令有细隙，致有风气得入。小觉有风，勿强忍久坐，必须急急避之。久居不觉使人中风，古来忽得偏风四肢不遂❶，或角弓反张，或失音不语者，皆由于此。是以大须周密，无得轻之，慎焉！慎焉！所居之室，勿塞井及水渎，令人聋盲。

如虚子曰：若虚劳火病金伤之体，实犹敝室陋巷，倘若无趋避之策，风狂雨骤，其何以御之耶？盖肺主皮毛，司腠理阖辟，金受火贼，则卫护敛固之令失权。六淫之邪，易乎侵袭，轻则入

---

❶ 遂：原文作"随"，据文意改。

于皮肤，但为嚏唾涕咳诸候，惟以身表温暖。腠理疏豁，不干真气，或可消散。甚则入于经络，表有头疼发热，身痛脊强，不即发汗，则必入里，而为潮汗、闭、涩、满、渴、谵等症，不即下之，邪何以越？然以尪羸之躯，几微之气，而复任此猖狂虚虚之祸，岂旋踵而至哉。臆！倘不慎起居，而或犯之，是亦促命之杀车锤也，慎之！

一三道人曰：居家常欲小劳，但不可自强所不堪耳。流水不腐，户枢不蛀，运动故也。

饮　食

如虚子曰：食噉须识罪福，不可为口腹损命。所有资身在药菜而已，料理如法，殊盖于人。枸杞、甘菊、术、牛膝、苜蓿、商陆、白蒿、五加服石者，不宜吃商陆，以上药，三月以前，苗嫩时，采食之。或煮，或齑，或炒，或腌，悉用土苏咸豉汁，加米等色，为之下饭甚良，蔓菁作齑最佳。不断五辛者，春秋嫩韭，四时采薤甚益。面虽拥热，甚益气力，但不可多食，致令闷馈。料理有法，节而食之；百沸、馎饦、蒸饼及羔、索饼、起面等法，在《食经》中。白粳米、白粱黄、青粱米，常须贮积，支料一年。炊饭煮粥，亦各有法，并在《食经》中。绿豆、紫苏、乌麻，亦预宜贮，俱能下气。其余食酱等，食之所要，皆须贮蓄。若肉食者，必不得害物命，但以钱买，犹愈于杀，第一戒慎勿杀。若得肉必须新鲜，似有气息，则不宜食；烂脏损气，切须慎之！戒之！

一三道人曰：常读养生书，称肉补人，莫过乳酪，牸牛当多畜之，然富贵始能至。有谓鸡毒在心，宜食肝而去心者，知道者，常行之，固日用要事也。彼谓万物之死，皆毒于肝者，未必然矣。吾祖好肝，而八十无病，肝岂能害哉。菜以蔓菁作齑至妙，又春韭四时薤，俱助肾气，不可常食。面养人而益气，然胃气弱者难消。绿豆、紫苏、芝麻皆能下气，薄荷解热，俱当多蓄，以备日用。

《抱朴子》曰：凡饮食宜节，食欲数而少，不欲领而多，常欲令饱中饥、饥中饱耳。盖饱则伤肺，饥则伤气，咸则伤筋，酸则伤骨，故每学淡食。食当熟嚼，使米脂入腹，当食须去烦恼暴数为烦，侵触为恼。如食五味，必不得暴嗔，多令人神惊夜梦飞扬。每食不用重肉，喜生百病，常须少食肉，多食饭，及少菹菜，并勿食生菜，生米小豆陈臭物。勿饮浊酒食面，使塞气孔，勿食生肉伤胃；一切肉，惟须煮烂，停冷食之。食毕，当漱口数过，令人牙齿不败口香。热食讫，以冷酢浆漱口，令人口气常臭，作蛋齿病。又诸热食咸物后，不得饮冷酢浆水，喜失声成尸咽。凡热食汗出，勿当风，发痉头痛，令人目涩多睡。每食讫，以手摩面及腹，令津液通流。食毕，当行步踌躇，行毕，使人以手❶摩腹，上数百遍，则食易消，大益人，令人能饮食，无百病，然后有所修为快也。饱食即卧，乃生百病，成积聚。饱食仰卧，成气痞作头风，触寒来者寒未解。食热食，成刺风。人不得夜食。又云：夜勿过醉饱食，勿精思为劳苦事，有损。余虚损。人常须日在巳时食，食讫，则不须饮酒，终身无干呕。勿食父母本命所属肉，令人命不长；勿食自己本命所属肉，令人魂魄飞扬；勿食一切脑，大损人。茅屋漏水堕诸脯肉上，食之成瘕；约暴肉作脯不肯干者，害人；祭神肉无故自动，食之害人；饮食上蜂行住，食之必有毒害人。腹内有宿病，勿食鲮鲤、鱼、肉，害人。湿食及酒浆，临上看视不见人物影者，勿食之，成痊。若已食腹胀者，急以药下之。每十日一食葵，葵滑，所以通五脏壅气，又是菜之主，不用合心食之。又饮酒不欲使多，多则速吐之为佳，勿令至醉，即终身百病不除。久饮酒者，腐烂肠胃，渍髓蒸筋，伤神损寿。醉不可以当风向阳，令人发狂。又不可当风卧，不可令人扇凉，皆即得病也。醉不可露卧，及卧黍穰中，发癫疮。醉不可强食，或发痈疽，或发瘖，或生疮。醉饱不可以走车马，及跳踯。醉不可以接房，醉饱交接，小者面䵟，咳嗽，大者伤绝脏脉损命。凡人饥，则坐小便，若饱，则立小便，慎之无病。又忍尿不便，膝冷成痹，忍大便不出，成气痔。小便勿努，令两足膝冷。大便不用呼气，

---

❶ 手：原文作"粉"，据崇祯本改。

及强努，令人腰疼目涩，宜任之佳。

如虚子曰：夫饮食所以养生，过则伤脾，若过极则亦所以戕生者也。何则？痰火之病，始于水涸火炎金伤，金既受伤，则木寡于畏，其不凌脾者鲜矣。以脾受木贼，则运化之机自迟，而复不能节其饮食，以致伤而复伤；轻则嗳腐吞酸，重则痞满疼痛，病体复加，有此则亦难乎。其为治也，盖欲攻积则妨正，欲温中则动火，过消导，则反损脾，三者之法，岂其宜乎。况人藉水谷之气以为养，土受木贼，则不能运化精微，上归于肺，输布五脏以养百骸。自是形容日减，肌肉日消，其人即能饮食，无乃食易而已，更何益耶？此调摄之一关也，可不谨哉。

一三道人曰：太饿伤脾，太饱伤气，盖脾藉于谷，饥则水谷自运而虚脾，气转于脾，饱则脾以食充而塞气。故学道之士，先饥而食，所以给脾，食不充脾，所以养气。

《物理论》曰：谷气胜元气，肥而不寿，元气胜谷气，瘦而多寿。养生家，使常谷气少，则百病不生，而寿永矣。❶

又曰：五味不欲偏多，酸多伤脾，苦多伤肺，辛多伤肝，咸多伤肾，凡伤久，即损寿。

道人蒯京，年二百七十八，而甚丁壮，言人当朝朝服食玉泉琢齿，使人有颜色，去三虫，而坚齿。玉泉者，口中唾也。朝旦未起，早漱津令满口，乃吞之，琢齿二七遍，名曰练精。

稽康云：瓢岁多病，饥年少疾，信哉不虚。是以关中土俗，好俭啬，厨膳肴羞，不过菹酱而已，其人少病而寿。江南岭表，其处饶足，海陆鲑鲔，无所不备，土俗多疾，而人早夭。北方仕子游宦至彼，遇其丰赡，恣口食啖，夜长醉饱！四体热闷，赤露眠卧，宿食不消，未逾期月，大小皆病，或霍乱、脚气、胀满，或寒热、疟痢、恶核、丁腔❷，或痈疽、痔漏，或偏风，猥退不知医疗，以至于死。凡如此者，比肩皆是。惟云不习水土，都不知病之所由。静言思之，可为太息。

凡遇山水坞中出泉者，不可久居，饮食作瘿病。又深阴地，

---

❶ 本段天启本缺，据崇祯本补，见同篇一二页。
❷ 腔：崇祯本作"奚"。

冷水不可饮，必作痎疟。

如虚子曰：夫四气以酒为先者，盖以味甘适口，性悍壮志，宾朋无此，不可申其敬尔。然圣人以酒，为人合欢。又曰：惟酒无量不及乱。若此观之，古人制酒，惟欢情适况而已，可恣饮而剧乎。今之贪者，以酒为浆，以剧为常，必至酩酊而后已。凡一醉之味百事迥异，肆志颠狂，或助欲而色胆如天，或逞威而雄心若虎，或以新搜故，骂詈不避亲疏，或认假作真，斗殴无畏生死，或伤其天性，或败坏人伦，乖名丧德，无所不为，甚而忘形仆地，促其天年者藉藉，酒之酷厉，奚啻鸩螫也哉。况人既病水，则火已荫其焰矣。杯酒下咽，即犹贮烬点以硝黄涸海燎原，其可量乎。盖酒之为性，懦悍升浮，气必随之，痰郁于上，溺涩于下，渴必恣饮寒凉，其热内郁，肺气大伤，轻则咳嗽齁喘，重则肺痿痨瘵。观其大寒凝海，惟酒不冰，明其性热，独冠群物，药家用之，惟藉以行其势，尔人饮多则体弊神昏，其毒可知矣。且曲中以诸毒药助其势，岂不伤中和，损荣卫，耗精神，竭天癸，而夭夫人寿也。

实实子曰：凡平旦点心饭讫，即自以热手摩腹，出门庭，行五六十步，消息之。中食后，还以热手摩腹，行一二百步，缓缓行，勿令气急。行讫，还床偃卧，四展手足，勿睡。顷之气定，便起正坐，吃五六颗苏煎枣，啜半斤以下，人参、茯苓、甘草等饮。觉似少热，即吃麦门冬、竹叶、茅根等饮。量性将理，食饱不得急行，及饥不得大语，远唤人嗔喜，卧睡觉，食散后，随其事业不得劳心劳力。觉肚空，即须索食，不得忍饥；必不得食生硬、黏滑等物，多致霍乱。秋冬间煖❶裹腹，腹中微似不安，即服厚朴、生姜等饮，如此将息，必无横疾。

调　摄

彭祖曰：道不在烦，惟能不思衣食，不思声色，不思胜负，

---

❶　煖：原文作"缓"，据抄本改。

不思曲直，不思得失，不思荣辱，心无烦，形无极，而兼之以导引行气不已，亦可得长年，千岁不死。凡人不能无思，当以渐遣除之。

彭祖曰：和神导气，当得密室，闭户安床，暖席高枕，正身偃卧。瞑目闭气于胸隔中，以鸿毛着鼻上而不动，经三百息，耳无所闻，目无所见，心无所思。如此，则寒暑不能侵，蜂虿不能毒，寿三百六十岁。此邻于真人也。每旦夕，旦夕者，是阴阳转换之时。凡旦五更初，暖气至，频频眼闭，是上生气至，名曰：阳息而阴消。暮日入后，冷气至，凛凛然时，乃至床坐睡倒，足下生气至。名曰：阳消而阴息。旦五更初，暖气至，暮日入后，冷气至。常出入天地日月，山川河海。人畜草木，一切万物，体中代谢，往来无时，休息进退，如昼夜之更迭，如复水之潮汐，是天地消息之道也。

面向午，展两手于脚膝上，徐徐按擦肢节，口吐浊气，鼻引清气。凡吐者，去故气，亦名死气。纳者，取新气，亦名生气。故《老子》经云：玄牝之门，大地之根，绵绵若存，用之不勤，言口鼻天地之间，可以出纳阴阳死生之气也。良久，徐以手左托，右托，上托，下托，前托，后托；瞑目张口，叩齿摩眼，押头拔耳，挽发放腰，咳嗽发扬振动也。双作只作，反手为之用意，掣足仰振，数八十九十而止。

仰而徐徐定心，作禅观之法，闭目存思，想见空中太和元气，如紫云成盖，五色分明，下入毛际，渐渐入顶，如雨初晴，云入山，透皮入肉，至骨至脑，渐渐入下腹中，四肢五脏，皆受其润。如水渗地，若彻，则觉腹中有声汩汩然。后专思存，不得外缘，斯须即觉元气达于气海，须臾则自达于涌泉，则觉身体振动，两脚蹉曲，亦令床坐有声拉拉然。则名一通二通，乃至日得三通五通，则身体悦怿，面色光辉，鬓毛润泽，耳目精明，令人食美，气力强健，百病皆去。五年十年，长存不忘，得满十万通，则去仙不远矣。人身虚无，但有游气，气息得理，即百病不生。若消息失宜，即诸疴竟起。

善摄养者，须知调气，调气方疗万病大患，百日生眉须。自余者，不足言也。凡调气法，夜半后，日中前，气生得调；日中后，夜半前气死不得调。调气之时，则仰卧，床铺厚软，枕高下，其身平，舒手展脚，两握大拇指节，去身四五寸，两脚相去四五寸，数数叩齿，饮玉浆，引气从鼻入腹，足则停止有力，更取久住气闷，从口细细吐出尽，远从鼻细细引入，出气一如前法。闭口以心中数数，令耳不闻，恐有误乱，兼以手下筹，能至千，则去仙不远矣。若夫阴雾恶风，猛寒，勿取气也。但闭之。若患寒热，及卒患痛疽，不问日中疾患，未发前，一食间❶即调。知其不得好瘥，明日依式更调之。

按　　摩

天竺国按摩，此是沙罗门法

两手相捉扭捩，如洗手法，两手浅相叉❷，翻覆向胸，两手相捉其按髀左右同。以手如挽五石力弓，左右同。两手相重按髀，徐徐捩身，左右同。作拳向前筑，左右同。作拳却顿，此是开胸，左右同。如拓石法，左右同。以手反捶背上，左右同。

两手据地，缩身曲脊，向上三举。

两手抱头，宛转髀上，此是抽肩。

大坐斜身偏欹如排山，左右同。

大坐伸两脚，即以一脚向前虚掣，左右同。

两手拒地回顾，此虎视法，左右同。

立地反拗身三举。

两手急相叉，以脚踏手中，左右同。

起立以脚前后虚踏，左右同。

大坐伸两脚相当，手勾所伸脚着膝中，以手按之，左右同。

上十八势，但是老人日别能依此三遍者一月，后百病除，行及奔马，补益延年，能食，眼明轻健，不复疲乏。

---

❶ 间：原文作"问"，据文意改。

❷ 叉：原文作"义"，通假，以下统改。

老子按摩法

两手捺胜，左右捩身，二七遍。

两手捻胜，左右纽肩，二七遍。

两手抱头，左右纽腰，二七遍。

左右掉头，二七遍。

两手托头，三举之。

一手抱头，一手托膝，三折，左右同。

一手托头，一手托膝，从下向上三遍，左右同。

两手攀头下，向三顿足，两手相捉，头上过，左右三遍。

两手相叉，托心前推却挽，三遍。

两手相叉，着心三遍。

曲腕筑肋挽肘，左右亦三遍。左右挽，前后拔，各三遍。

舒手挽项，左右三遍。

反手着膝，手挽肘覆手着膝上，左右亦三遍。

手摸肩，从上至下使遍，左右同。

两手空拳筑，三遍。

两手相叉反复搅，各七遍。

外振手三遍，内振手三遍，覆手振，亦三遍。

摩纽指三遍，两手反摇三遍。

两手相叉，上下纽肘无数，单用十呼。

两手相耸三遍。两手下顿三遍。

两手相叉，头上过，左右伸肋十遍。

两手拳，反背上，掘脊上下，亦三遍。掘，揩之也

两手反捉上下直脊，三遍。

覆掌搦腕，内外振，三遍。

覆掌前耸，三遍。

覆掌两手相叉，交横三遍。

覆掌横直即耸，三遍。

若有手患冷，从上打至下，得热便休。

舒左脚，右手承之，左右捺脚，从上至下直脚二遍，右手捺

脚亦尔。

前后捩足，三遍。

左捩足，右捩足，各三遍。

前后却捩足，三遍。

直脚三遍，纽脿三遍。

内外振脚，三遍。若有脚患冷者，打热便休。纽脿以意多少顿足，三遍。却直脚三遍。

虎据左右，纽肩三遍。推天托地，左右三遍。

左右排山，负山，板木，各三遍。

舒手直前顿，伸手三遍。

舒两手两膝，亦各三遍。

舒脚直反顿，伸手三遍。

捩内脊外脊，各三遍。

啬　神

老子曰：人生大限百年，节护者可至千岁。如膏，小炷之与大炷。众人大言，而我小语。众人多烦，而我小记。众人悖暴，而我不怒。不以俗事累意，不临时俗之仪，淡然无为，神气自满，以此为不死之道，天下莫我知也。勿谓暗昧，神见我形，勿谓小语，鬼闻我声。犯禁满千，地收其形。人为阳善，人自报之，人为阴善，鬼神报之。人为阳恶，人自治之，人为阴恶，鬼神治之。故天不欺人，示之以影。地不欺人，示之以响。人生天地气中，动作喘息，皆应于天，为善为恶，天皆鉴之。人有修善积德，而遭凶祸者，先世之余殃也。为恶犯禁，而遇祥福者，先世之余福也。故善人行不择日，至凶中得凶中之吉，入恶中得恶中之善。恶人行动择时，至吉中反得吉中之凶，入善中反得善中之恶，此皆自然之符也。

中正子曰：既屏外缘，须守五神心肝脾肺肾，从四正言行坐立，最不得浮思忘念，心想欲事，恶邪火起。故孔子曰："思无邪"也。常当习"黄帝内视法"，存想思念，令见五脏，如悬磬，五色了了分明，勿辍。仍于每旦初起，面向午，展两手膝上，心眼

11

观气上入顶，下达涌泉，旦旦如此，名曰迎气。常以鼻引气，口吐气，小微吐之不得开口，复欲得出气少，入气多，每欲食，进气入腹，每食以气为主也。凡心有所爱，不用深爱，心有所憎，不用深憎，并皆损性伤神。亦不用深赞，不用深毁，常须运心于物平等，如觉偏颇，寻改正之。居贫勿谓常贫，居富勿谓常富，居贫富之中，常须守道，勿以贫富易志改性，识达道理，似不能言，有大功德，勿自矜伐。美药勿离手，善言勿离口，常以深心至诚，恭敬于物，慎勿诈善，以悦于人。终身为善，为人所嫌，勿得起恨；事君尽礼，人以为谄，当以道自平其心。道之所在，其德不孤，勿言行善不得善报，以自怨仇。居处勿令心有不足，若有不足，则自抑之，勿令得起人知止足，天遗其禄。所至之处，勿得多求，多求则心疲而志苦。若夫人之所以多病，当由不能养性，平康之日，谓言常，然纵情恣欲，心所欲得，则便为之，不拘禁忌，欺罔幽明，无所不作，自言适性，不知过后——皆为病本。及两手摸空，白汗流出，口唱皇天，无所逮及，皆以生平粗心，不能自察，一至于此。但能内省身心，则自知见行之中，皆畏诸病，将知四百四病，身手自造，本非由天。及一朝病发，和缓不救，方且诽谤医药无效，神仙无灵。故有智之人、爱惜性命者，当自思念，深生耻愧，时诫身心，常修善事也。

黄帝问曰：余闻上古之人，春秋皆度百岁，而动作不衰，今时之人，年至半百，而动作皆衰者，时代异邪，将人失之耶？岐伯曰：上古之人，其知道者，法于阴阳，和于术数，饮食有常节，起居有常度，不妄作劳，故能形与神俱，而尽终其天年，度百岁乃去。今时之人不然也，以酒为浆，以妄为常，醉以入房，以欲竭其精，以耗散其真，不知持满，不时御神，务快其心，逆于生药，起居无节，故半百而衰也。夫上古圣人之教下也，谓之虚邪贼风，避之有时，恬澹虚无，真气从之，精神守内，病安从来？

《抱朴子》曰：房中之要，上士知之，可以延年除病，其次不以自伐。不得其术者，古人方之于凌杯以盛酒，羽苞之蓄火。又才所不逮，而强思之，伤也；力所不胜，而强举之，伤也，深忧重患，伤也，悲哀憔悴，伤也，喜乐过度，伤也，汲汲所欲，伤也；戚戚所患，伤也；久谈言笑，伤也；寝息失时，伤也，挽弓引弩，伤也；沉醉呕吐，伤也；饱食即卧，伤也；跳走喘乏，伤也；欢笑哭泣，伤也。积伤至尽，尽则早亡。是以养性之士，唾不至远，行不疾步，耳不极听，目不极视，坐不久处，立不至疲；先寒而衣，先热而解。不欲极饥而食，食不过饱，不欲极渴而饮，饮不过多。饥食过多，则成积聚，渴饮过多，则成痰澼。不欲甚劳，不欲甚佚，不欲流汗，不欲多唾，不欲奔走车马，不欲极目远望，不欲多啖生冷，不欲饮酒当风，不欲数数沐浴。广志远愿，不欲规造异巧。冬不欲极温，夏不欲极凉，不欲露卧星月，不欲眠中用扇。大寒大热，大风大雾，皆不欲冒之。五味不欲偏多，故酸多则伤脾，苦多则伤肺，辛多则伤肝，咸多则伤心，甘多则伤肾，此五味克五脏，五行自然之理也。凡言伤者，亦不即觉也，谓久则损寿耳。是以善摄生者，卧起有四时之早晚，兴居有平和之常制；调剂筋骨，有偃仰之方；祛疾闭邪，有吐纳之术；流行营卫，有补泻之法；节宣劳佚，有予夺之要；忍怒以全阴，抑喜以养阳。然后先服草木，以救亏缺，后服金丹，以定无穷。养性之理，尽于此矣。夫欲快意任怀，自谓达识知命，不泥异端，极性肆力，不劳持久者，闻此言也。虽风之过耳，电之极目，不足喻也。虽身枯于留连之中，气绝于绮执之际，而甘心焉，亦安可告之以养性之事哉？匪惟不纳，乃谓妖讹也，而望彼信之。所谓以明鉴急曚❶聋，以丝竹娱聋夫者也。

虚虚子曰：善摄生者，常少思，少念，少欲，少事，少语，少笑，少愁，少乐，少喜，少怒、少好，少恶，行此十二少者，养性之都契也。多思则神殆，多念则志散，多欲则志昏，多事则形劳，多语则气乏，多笑则脏伤，多愁则心慑，多乐则意溢，多喜则忘错昏乱，多怒则百脉不定，多好则专迷不理，多恶则憔悴无欢，此十二多不除，则营卫失度，血气妄行，丧生之本也。惟有少无多者，几于道矣。是知勿外缘者，真人初学道之法也。若能如此，可居瘟疫之中，无忧疑矣。

---

❶ 曚：原文作"朦"，据文意改。

爱 气

如虚子曰：春三月，此谓发陈。天地俱生，万物以荣，夜卧早起，广步于庭，被❶发缓行，以使志生，生而勿杀，予而勿夺，赏而勿罚。此春气之应，养生之道也，逆之则伤肝。夏为寒变，奉长者少。

夏三月，此谓蕃秀。天地气交，万物华实，夜卧早起，毋厌于日，使志无怒，使华英成秀，使气得泄，若所爱在外，此夏气之应，养长之道也，逆之则伤心。秋为痎疟，奉收者少，冬至重病。

秋三月，此谓容平。天气以急，地气以明，早卧早起，与鸡俱兴，使志安宁，以缓秋刑，收敛神气，使秋气平，毋外其志，使肺气清，此秋气之应，养收之道也，逆之则伤肺。冬为飧泄，奉藏者少。

冬三月，此谓闭藏。水冰地坼，无扰乎阳，早卧晚起，必待日光，使志若伏若匿，若有私意，若已有得，去寒就温，毋泄皮肤，使气亟夺，此冬气之应，养藏之道也，逆之则伤肾。春为痿厥，奉生者少。

广惠子曰：一体之盈虚消息，皆通于天地，应于物类。故阴气壮，则梦涉大水而恐惧；阳气壮则梦涉大火而蟠焬，阴阳俱壮则梦生杀；甚饱则梦与，甚饥则梦取；是以浮虚为疾者，则梦扬；沉实为疾者，则梦溺，藉带而寝者，则梦蛇鸟雀；衔发者则梦飞；心躁梦火；将病梦饮酒歌舞，将衰梦哭。是以和之为始，治之为终，静神灭想，此养生之道也。

实实子曰：善摄生者，无犯日月之忌，无失岁时之和。一日之忌，暮无饱食；一月之忌，晦无大醉；一岁之忌，暮无远行；终身之忌，暮无燃烛行房。暮常护气也。凡气冬至起于涌泉，十一月至膝，十二月至股，五月至腰，名三阳成。二月至膊，三月至项，四月至顶。纯阳用事，阴亦仿此。故四月、十月不得入

---

❶ 被：通"披"。

房，避阴阳纯用事之月也。每冬至日，于北壁下厚铺草而卧，云受元气。每八月一日已后，即微火暖足，勿令下冷无生意，常欲使气在下，不欲泄于上。春冻未泮，衣欲下厚上薄，养阳收阴，继❶世长生。养阴收阳，祸则灭门。故云冬时天地气闭，血气伏藏，人不可作劳出汗，发泄阳气，有损于人也。又云：冬日冻脑，春秋脑足俱冻，此圣人之常法也。春欲晏卧早起，夏秋欲侵夜乃卧，早起。冬欲早卧而晏起，皆益人。虽云早起，莫在鸡鸣前，虽言晏起，莫在日出后。凡冬月忽有大热之时，夏月忽有大凉之时，皆勿受之。人有患天行时气者，皆由犯此也。即须调气息，使寒热平和，即免患也。

每当腊日，勿歌舞，犯者必凶。常于正月寅日，烧白发吉。凡寅日剪手甲，午日剪足甲，火烧白发吉。

如虚子曰：夫气贵顺，而不贵逆，顺时百脉畅利，逆则四体愆和，若以火病，而复增一怒，则犹敝舰而横之波涛，鲜有不覆者乎。何也？以虚其虚，则阴阳乖戾，脏腑隔绝，其不危者鲜矣。且今之昧者，但知怒能害人，殊不知贼人真气者有九，曰：怒则气上，喜则气缓，悲则气消，思则气结，恐则气下，惊则气乱，劳则气耗，寒则气收，热则气泄。若此诸气，实人所自致者也。况痰火之病，始于真气劳伤，肾阴亏损，而邪热乘虚协之。故丹溪曰：气有余，便是火。然所谓有余者，非真气之有余，谓真气病，而邪火相协，或行而迅速，或住而壅滞，气火俱阳，以阳从阳，故阳愈亢而阴愈消，所谓阴虚生内热者以此。即如劳伤神志，心血方耗，肾水枯竭，君火失令，相火司权，熏烁肺金之意耳。况七情之气，惟怒最甚，故经曰：怒则血菀于上。以其情动于中，气逆于上，动极生火，火载血上，错经妄行，越出上窍，故钻燧改❷火，抚掌成声，沃火生沸，皆自无而有，实动极之所致也。意以一星之火，而致燎原之祸，气可逆平。

如虚子曰：夫气贵舒而不贵郁，舒则周身畅利，郁则有脉愆

---

❶ 继：崇祯本作"断"。

❷ 改：疑为"取"。

和。故曰：喜则气缓。然缓者，固有徐缓畅利之义，但不及太过，皆能致息愆期。而况忧思郁结，宁不滞其气乎？气既壅滞，则郁而为火，是益为烁金涸水之贻，人既病火，则身犹敝器矣。须着意护持，心当浑然无物，庶可登之佳境。倘以世务营心，终日怏怏，是欲蹈万古之长夜，宁非昧而不觉者乎？哀哉！

保　形

彭祖曰：每施泻，论导引以补其虚，不尔血脉髓脑日损，致生疾病。饮酒吐逆，劳作汗出，以当风卧湿，饱食大呼，疾走举重，走马引强，语笑无度，思虑太深，皆损年寿。是以为道者，务思和理焉。口耳乱心，圣人所以闭之；名利败身，圣人所以去之。天老曰：丈夫处其厚，不处其薄。当去礼去圣，守愚以自养，斯乃德之源也。

彭祖曰。上士别床，中士异被，服药百裹，不如独卧。色使目盲，声使耳聋，味使口爽，苟能节宣其宜适，抑扬其通塞者，可以增寿。一日之忌，暮无饱食；一月之忌，暮无大醉；一岁之忌，暮须远内；终身之忌，暮常护气。夜饱损一日之寿，夜醉损一月之寿，一接损一岁之寿，慎之。清旦初，左右手摩交耳，从头上挽两耳，又引发，则面气通流如此者，令人头不白，耳不聋。又摩掌令热以摩面，从上向下，二七遍，去黡气，令人面有光。又令人胜风寒时气，寒热头痛，百病皆除。

老子曰：人欲求道，勿起五逆六不祥四凶。大小便向西一逆，向北二逆，向日三逆，向月四逆，仰视日月星辰五逆。夜半裸体一不祥，旦起嗔心二不祥，向灶骂詈三不祥，以足内火四不祥，夫妻昼合五不祥，盗师父物六不祥。旦起常言善事，天与之福，勿言奈何及祸事，名请祸卧伏地大凶，以匙筋击盘大凶，大劳行房露卧发癫病，醉勿食热食。食毕摩腹，能除百病。热食伤骨，冷食伤肺，热无灼唇，冷无冰齿，食毕行步踌躇，则长生。食勿大言大饱，血脉闭卧，欲得数转侧，冬温夏凉，慎勿冒之。大醉神散越，大乐气飞扬，大愁气不通，久坐伤筋，久立伤骨。凡欲坐先解脱右靴履大吉。用精令人气乏，少睡令人目盲，多睡令人心烦，贪美食令人泄痢，沐浴令常不吉，沐与浴不同日，同日沐浴凶。说梦者凶。凡日月蚀，救之吉，活千人，除殃，活万人，与天地同功。日月薄蚀，大风大雨，虹霓地动，雷电霹雳，大寒大雾，四时节变，不可交合阴阳，慎之。凡夏至后，丙丁日，冬至后，庚辛日，皆不可阴阳合，大凶。

老子曰：凡人生疾病者，是风日之子。生而早死，是晦日之子。在胎而伤者，是朔日之子。母子俱死者，是雷霆霹雳日之子。能行步有知而死者，是下旬之子。兵血死者，是月水尽之子，又是月蚀之子。虽胎不成者，是弦望之子。命不长者，是大醉之子。不痴必狂者，是大劳之子。生而不成者，是平旦之子。意多恐悸者，是日出之子。好为盗贼贪欲者，是禺中之子。性行不良者，是日中之子。奸诈及妄者，是哺时之子。不喑必聋者，是人定之子。天地闭气不通，其子多死。夜半合阴阳生子，上寿贤明。夜半后合会，生子中寿，聪明智慧。鸡鸣合会，生子下寿，克父母，此乃天地之常理也。

中正子曰：凡居家不欲数沐浴。若沐浴，须密室，不得大热，亦不得大冷，皆生百病。冬浴不必汗出霡霂，沐浴后不得触风冷，新沐发讫，勿当风，勿湿萦髻，勿湿头卧，使人头风眩闷发秃面黑齿痛，耳聋头生白屑。饥忌浴，饱忌沐，浴讫，须进少许食饮乃出。夜沐发，不食即卧，令人心虚，饶汗多梦。又夫妻不用同日沐浴。常以晦日浴，朔日沐吉。凡炊汤经宿，用洗体成癣，洗面无光，洗脚即疼痛。作甑畦疮，热泔洗头，冷水濯之，作头风。饮水沐头，亦作头风。时行病，新汗解，勿冷水洗浴损心包。

附　发汗愈病五形图

此禽兽形图，乃汉神医华陀所授，凡人身体不安，作此五形图之戏，汗出疾即愈矣。

闭气低头拈拳，战如虎威势，两手如提千金，轻轻起来，莫放气，平身吞气入腹，使神气上而复下，觉腹内如雷鸣，或七次，如此运动，一身气脉调和，百病不生。（图1）

如熊侧身起，左右摆脚要❶后，立定，使气两旁，胁骨节皆响，亦能动腰力除肿，或三五次止，能舒筋骨而安，此乃养血之术也。（图2）

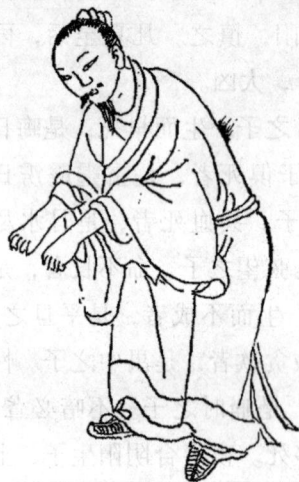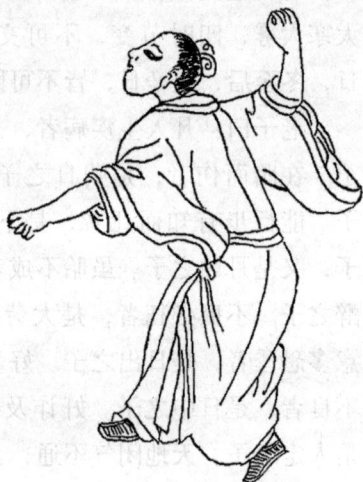

图1　第一虎形　　　　　　　　图2　第二熊形

闭气低头捻拳，如鹿转头顾尾，平身缩肩立脚尖，跳跌，跟连天柱，通身皆振动，或三次。每日一次也可，如下床做作一次更妙。（图3）

闭气如猿爬树，一只手如捻果，一只脚如上抬起，一只脚跟转身，更运神气吞入，腹内觉有汗出方可罢。（图4）

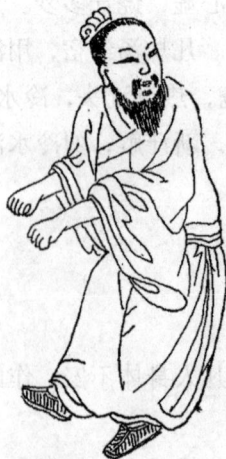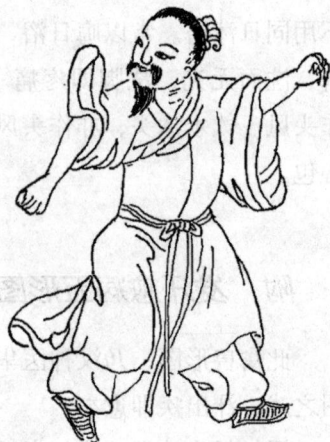

图3　第三鹿形　　　　　　　　图4　第四猿形

❶　要：通"腰"，《卫生真诀》亦作"腰"。

18

闭气如鸟飞，头起，吸尾闾，气朝顶，虚双❶手躬前，头要仰起，迎神破顶。（图5）

节　欲

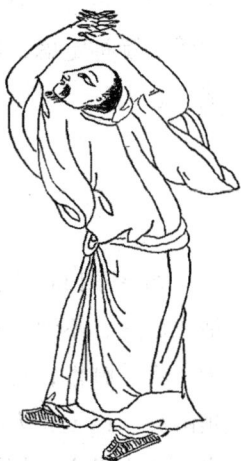

图5　第五鸟形

如虚子曰：人均禀五常，而尊卑贵贱不等，皆由父母合会受气异也。得合八星阴阳，又得其时者，上也；得合八星阴阳，不得其时者，中也；不合八星阴阳，得其时者，下也；不合此宿，不得其时，则为凡人矣。合宿交会者，非惟生子大贵，亦利身大吉。八星者，室参井鬼柳张房心也，是宿所在，可以合阴阳。

凡大月十七日，小月十六日，不可交会，犯之伤血脉。凡月二十三日，五日，九日，廿日，此生日也，交会令人无疾病。

凡新浴远行及疲饱食醉，大喜大悲，男女热病未差，女子月血新产者，皆不可合。阴阳热病，新交者死。

人有所怒，血气未定，因与女合，令人发痈疽。不可忍小便交合，使人淋，茎中痛。面夫❷血色，及运行疲乏来入房，五劳虚损，少子。且妇人月事未绝而与交合，令人成病，得白驳也。水银不可近阴，令人消缩，鹿猪二脂，不可近阴，令阴痿也。

如虚子曰：夫四欲之中，惟色最甚，虽圣贤不能无此。孔氏曰：吾未见好德如好色者也。孟子曰：养心莫善于寡欲。又曰：血气未定，戒之在色。若此观之，则色亦人所难制者。今之膏粱逸士，昼夜荒淫，以此为乐，若悦当豢，嗜而无厌，必待精竭髓枯，气匮力乏而已，昧而觉者，岂其是乎。迨夫真水既亏，则火炎痰聚，而痨瘵之症成矣。当此之际，法宜存精以复水，奈火伏水沸，心神浮越，虚阳妄动，竟不能制，而复泄其精，则犹源将

---

❶ 双：原文为"只"，据《卫生真诀》改。

❷ 夫：疑为"无"。

涸，而流将息，而复导之，宁不竭乎？噫！病至于此，非医者之神手，疑神定虑，以治病者之铁心，割情绝爱以调，安能免于死哉？悲夫！

养　老

如虚子曰：人之在生，多遭诸难，兼少年之时，乐游驰骋，情志放逸，不致于道，倏然白首，方悟虚生，终无所益。年至六十，将欲颐性，莫测依据，若于此二篇中求之，庶几于道，足以延龄矣。语云：人年老有疾者不疗，斯言失矣。缅想圣人之意，本为老人设方，何则？年少则阳气猛盛，食旨皆甘，不假医药，悉得肥壮。至于年迈，气力稍微，非药不效，譬之新宅之与故舍，断可知矣。

如虚子曰：人年五十以上，阳气日衰，心力渐退，忘前失后，兴居怠惰，视听不稳，多退少进，日月不等，万事零落，心无聊赖，健忘嗔怒，情性变异，食欲无味，寝处不安，子孙不能识其性。惟云大人老来恶性，不可咨谏。是以为孝之道，常须慎护其事，每起速称其须，不得令其意负不快。故曰：为人子者，不植见落之木。淮南子曰：木叶落长年，悲夫栽植卉木，尚有避忌，况俯仰之间。得轻脱乎？

清介子曰：人年六十以去，皆大便不利，或常苦下痢，有斯二疾，常须预防。若闭涩，则宜数食葵菜等冷滑之物。如其下痢，宜与姜、韭温热之菜。所以老人于四时之中，常宜温食，不得轻之。老人之性，必恃其老，无有藉在率多骄恣，不循轨度，忽有所好，即须称情。既晓此术，宜常预慎之。故养老之要，耳无妄听，口无妄言，身无妄动，心无妄念，此皆有益老耳。人又当爱精，每有诵念，无令耳闻，此为要妙耳。又老人之道，常念善，不念恶，常念生，勿念杀，常念信，无念欺。养老之道，无于情戏，强用气力。无举重，无疾行，无喜怒，无极视，无极听，无大用意，无大思虑，无嗟吁，无叫唤，无吟叹，无歌笑，无啼泣，无悲愁，无哀恸，无庆吊，无接对宾客，无预局席，无饮兴，能如此者，可无病长寿，不必惑也。又当避大风大雨，大寒大暑，大露、霜、霰雪、旋风、恶气，能不触冒者，是大吉祥。凡所居之室，必须周密，无致风隙也。夫善养者，非其书勿读，非其声勿听，非其务勿行，非其食勿食。非其食者，所谓猪、独、鸡、鱼、蒜、鲙、生肉、生菜、白酒、大酢、大咸也。常学淡食，至如黄米、小豆，此等非老人所宜食，故必忌之。常宜轻清甜淡之物，大小麦面，粳米等为佳。又忌强用力咬啮坚硬脯肉，及致折齿破断之弊。常不饥不饱不寒不热，善行住坐卧，言谈语笑，寝食造次之间，能不妄失者，则可延年益寿矣。

如虚子曰：卫汛称扁鹊云：安身之本，必须于食；救疾之道，惟在于药。不知食宜者，不可以全生，不明药性者，不能以除病。故食能排邪，而安脏腑，药能恬神养性，以资血气，故为人子者，不可不知此二事。是故君父有疾，期先命食以疗之，食疗不愈，然后命药，故孝子必深知食药二性。

清介子曰：人养老之道，虽有水陆百品珍馐，每食必忌于杂，杂则五味相挠，食之不已。为人作患，是以食啖鲑肴，务令简少饮食，当令节俭。若贪味伤多，老人肠胃皮薄，多则不消，膨哼短气必致霍乱。夏至已后，秋分以前，勿进肥浓羹、臛、酥、油酪等，则无他矣。夫老人所以多疾者，皆由少时春夏取凉，多饮食大冷。故其鱼脍、生菜、生肉、腥冷物多损于人，宜常断之。惟乳酪、酥、蜜常宜温而食之，此大利益老年。虽然卒多食之，亦令人腹胀泄痢，渐渐食之乃佳。

中正子曰：非但须知服食将息节度，更须知调身按摩，摇动肢节，导引行气。行气之道，礼拜，一日勿住，不得安于其处，以致壅滞。故流水不腐，户枢不蠹，义在斯矣！能知此者，可得一二百。故曰：安者非安，能安在于虑亡；乐者非乐，能乐在于虑殃，所以老人不得杀生取肉以自养也。

戒　忌

《黄帝杂忌》曰：旦起，勿开目洗面，令人目涩失明饶泪。清旦勿恶言，闻恶事，即向所来方三唾之，吉。又勿嗔怒，勿叱咤嗟呼，勿咄叹，勿立膝坐而支臂膝上，勿令发覆面，皆不详。

勿举足向火，勿对灶骂誉。凡行立坐，勿背日，吉；勿面北坐久思，不详。凡欲行来，常存魁罡在头上，所向皆吉。若欲征战，存斗柄在前以指敌，吉。勿面北冠带，凶；勿向西北唾，犯魁光神，凶。勿咳唾，唾不用远，成肺病，令人手足重，及背痛，咳嗽。亦勿向西北大小便。勿杀龟蛇。勿怒目视日月，令人失明。行及乘马，不用回顾，则神去人不用，鬼行踏粟。凡过神庙，慎勿辄入，入必恭敬，不得举目恣意顾瞻，当如对严君焉，乃享其福，不尔速祸，亦不得返首顾视神庙。见龙蛇，勿兴心惊怪，亦勿注意瞻视，忽见鬼怪变异之物，即强抑之勿怪。咒曰：见怪不怪，其怪自坏。又路行及众中见殊妙美女，慎勿熟视而爱之，比当魑魅之物，无问空山旷野，稠人广众之中，皆亦如之。凡山水有沙风处，勿在中浴，害人。欲渡者，随驴马后急渡，不伤人。有水弩处射人影即死，欲波者以物打水，其弩即散，急渡不伤。凡诸山有孔穴入采宝者，惟三月九月，余月山闭气交犯死。凡人空腹，不用见尸臭气，入鼻。舌上白起，口常臭。欲见尸者，皆须饮酒见之，能避毒凶。行触热，途中逢河，勿洗面，生乌黯。

如虚子曰：凡在家及外行，卒逢大飘风暴雨，震电昏暗大雾，此皆是诸龙鬼神行动经过所致，宜入室闭户烧香静坐，安心以避之，待过后乃出，不尔损人。或当时虽未觉，于后不佳矣。又阴雾中，不可远行。

华光子曰：湿衣及汗衣，皆不可久着，令人发疮及风瘙。大汗能易衣佳，不易者急洗之，不尔令人小便不利。凡大汗勿偏脱衣，恐中风半身不遂。春天不可薄衣，令人伤寒霍乱，食不消头痛。

真人曰：欲求长生，服诸神药，必须先断房室，肃斋沐浴熏香，不得往丧孝家，及产乳处，慎之！慎之！

仲长统曰：王侯之宫，美女兼千，卿士之家，侍妾数百，昼则醇酒淋其骨髓，夜则房室输其血气，耳听淫声，目乐邪色，宴内不出，游外不返。王公得之于上，豪杰驰之于下，及至生产不时，孕育太早，或童孺而擅气，或疾病而构精，精气薄恶，血脉不充。既出胞脏，养护无法，又蒸之以五味，胎伤孩病，而脆未得坚，复纵情欲重，重相生病，病相孕，国无良医，医无审术，奸佐其间，过谬常有。会有一疾，莫能自免。当今百岁之人者，岂非所习不纯正也。

广惠子曰：修心既平，又须慎言语。凡言语诵读，常想声在气海中脐下也。每日初，勿言语诵读，宁待平旦，且起欲专言善事，不欲先计较钱财。又食不得语，语而食者，常患胸背痛。寝卧勿多言笑，寝不得语言者，言五脏如钟磬❶不悬，则不可发声。行不得语，若语须住脚，乃语。行语，则令人失气。冬至日，止可语，不可言。自言曰言，答人曰语。有人来问，不可不答，自不可发言也，仍勿触冷开口大语为佳。

如虚子曰：夫诸欲之内，惟财利益人多，盖人非财，则无以治其生。故谚云，财与命相连。然财固人所必用，但以轻重较之，财则又轻于命一也。何则？人既病火，则危如累卵；善调则生，失调则死，岂常病可例视乎。必静心寡欲，凝神定虑，毋以纤物烦扰心君，庶火息水活，病或可廖。于此而孜孜汲汲，终日营营，致天君失泰，而相火擅权，势必燎原矣。利可趋乎，利可止不戒乎？

如虚子曰：凡人卧，春夏向东，秋冬向西，头勿北卧墙，北亦勿安床。凡欲睡，勿歌咏，不祥。起上床坐，先脱左足卧，勿当舍脊下卧，讫，勿留灯烛，令魂魄及六神不安，多愁怨。人头边勿安火炉，日久引火气，头重、目赤、鼻干。夜卧，当耳勿有孔，吹人，即耳聋。夏不用露面卧，令人面皮厚，喜成癣，或作面风。冬夜勿覆头，得长寿人。每见十步直墙，勿顺墙卧，风利吹人发癫及体重。人卧勿跂床悬脚，久成血痹，两足重，腰疼。又不得昼眠，令人失气。卧勿大语，损人气力，暮卧当习闭口，口开即失气，且邪恶从口入，久而成消渴，及失血色。屈膝侧卧，益人气力。按孔子不尸卧，故曰睡不厌踧，觉不厌舒。凡人舒睡，则有鬼痛魔邪。凡眠，先卧心，后卧眼。人卧一夜，当作五度反覆常逐更转。凡人夜魔，勿燃灯唤之，定死无疑，暗唤之吉，亦不得近前急唤。夜梦恶，不须说，且以水面东方噀之，咒曰：恶梦著草木，好梦成珠玉。即无咎矣。又梦之善恶，并勿说为吉。

---

❶ 磬：原文作"馨"，据文意改。

隐身子曰：居家常戒约内外长幼，有不快，即须早道，勿使隐忍，以为无苦，过时不知，便为重病，遂成不效。小有不好，即按摩挼捺，令百节通利，泄其邪气。凡人无问有事无事，常须日别蹋脊背四肢一度，头项苦令熟蹋，即风时行，不能侵入，此大要妙，不可具论。

抱朴子曰：至于居处，不得绮靡华丽，令人贪婪无厌，乃患害之源。但令雅素净洁，无风雨寒湿为佳。衣服器械，勿令珍玉金宝，增长过失，使人烦恼根深。厨膳勿脯肉丰盈，常令俭约为佳。然后行作鹅王步，语作含钟声，眠作狮子卧。每日自咏歌云：美食徐熟嚼，生食不粗吞，问我居止处，大宅总林村，胎息守五脏，气至仙骨成。又歌曰：日食三个毒，不嚼而自消，锦绣为五脏，身著粪扫袍。

老子曰：谢天地父母，常以辰巳日黄昏时。天睛日，净扫宅中甲壬、丙寅之地。烧香北向，稽首三过，口勿语，但心中念耳，举家皆利。嘿云：曾孙某乙数负皇天之气，象上帝之始，顾合家男女大小前后所犯罪过，请为消除凶恶，在后进善，令某家大小身神安，生气还常行此道，大吉大利，除灾殃。

老子曰：正月朔日晓，亦可于庭中，向寅地，再拜。咒曰：洪华洪华，受大道之恩，太清玄门，顾还某去岁之年。男女皆三过，自咒常行此道，可以延年。

吕真人《安乐歌》曰：双关一度理三焦，左肝右肺如射雕，东脾西胃须单托，五劳七伤四顾摇。鳢鱼摆尾驱心病，手拔脚挺理肾腰，大小朝天安五脏，漱津咽纳指双挑。一时如此作三度，方才把火遍身烧，有人十二时中用，管取延年百病消。行则措担于远途，往则凝时于太虚，坐则调鼻息之气，卧则守脐下之珠。

桂允虞先生《息论》云：至人定鼎安炉，人身自有鼎，心田自有丹，鼎立而后可以炼丹。凡人游山探药，别求置鼎安炉，是自弃其基也。至人存无守有，人只是一个气，只是一个息，无时息机深深若存，有时息机绵绵弗脱，自无而有，自有还无，随调随养，自息定而丹成。凡入夜气存之，旦昼亡之，是半途而废也。其于道❶

---

❶ 道：以下脱文。

延龄篇 （二福）

延龄篇引

夫延龄者，必先却病。如前篇所论，日用自养，何病之至？亦何用却之之方？惟是淫于嗜者终不能节，以至于病；惑于逞者，终不能遏以至于病；贪于得者，终不能解以至于病；敝于困穷，厄于谋获者，终不能安，以至于病，而万病生矣。贫贱不修以待富贵，乃富贵未得而身以贫贱病，贫贱终，且奈何。少不修以待壮，有未壮，而以少病，以少终者矣。壮不修以待老，有未老，而以壮病以壮终者矣，且奈何。终者勿论，不终者，固自若也。少之必壮，而壮之必老也，固也。少即不病，壮必病矣，壮即不病，老必病矣，能逃之天地外乎？至富贵病，贫贱亦病，迄无分矣，且奈何？既不能防之未病之先，又不思却之已病之后，龄从何延耶？岂欲以其吾生之命与造化斗狠耶？抑吾自与吾命为斗狠耶？且夫至于既病而延龄也为难矣，必也将然而急用乎，犹庶几艾安况已现哉。故取成法图论与方，与世之忧性命之士共之。

功　药 附诸仙练功图四十八式

治腹痛乍寒乍热。端坐以两手抱脐下，待丹田温暖，行功运气四十九口。（图6）

服药用导气汤　苍术　香附　陈皮　川芎　白芷　茯苓　神曲　紫苏　干姜　甘草各等分，水煎服。

治久病黄肿。默坐以两手按膝，尽力搓摩存想，候气行遍身，复运气四十九口，则气通血融而病除。（图7）

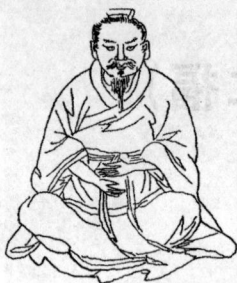

图6 太清祖师尊真形

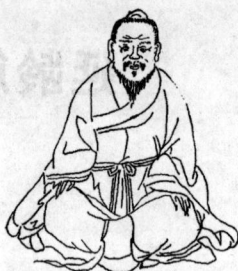

图7 李老君抚琴图

服药用枣矾丸 绿矾煅过 陈皮 苍术各二两 砂仁 枳壳 槟榔 人参各三钱 干姜二钱。共为末，枣肉和捣为丸，早晚各一服，每服四十九丸，米汤下。忌鱼、鸡、生冷、油腻、咸盐百日。

治肚腹虚饱。坐定用两手搬两肩，以目左视，运气十二口，再转目右视，呼吸同前。（图8）

服药用保和丸 山楂肉二两 神曲炒 半夏姜汁制 茯苓各一两 萝卜子炒 陈皮 连翘各五钱。共为末，以神曲打糊为丸，每服三五十丸，白汤下。

治瘫痪。立定，用右手指右，以目左视，运气二十四口。左脚前指左，右视，运气二十四口，右脚前。（图9）

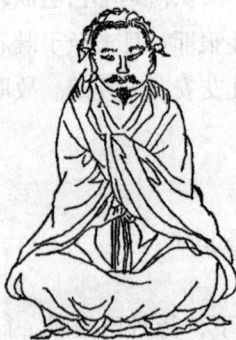

图8 徐神翁存气开关法

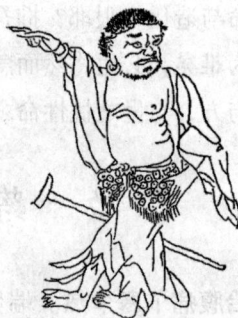

图9 铁拐仙指路诀

服药用顺气散 麻黄 陈皮 乌药 僵蚕 川芎 白芷 枳壳各一钱 桔梗 干姜 甘草各五分 生姜三片 水煎服。

治绞肠沙、腹痛。侧坐，以两手抱膝齐胸，左右足各蹬搬九次，运气二十四口。（图10）

服药用盐汤多灌，探吐之。❶

治绞肠沙。以肚腹着地，脚手着力朝上，运气十二口，手脚左右摇动三五度，复坐定气行功二十四口。（图11）

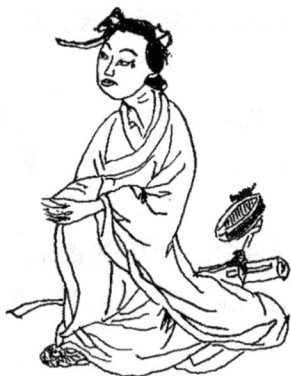

图10　何仙姑久久登天势　　　图11　白玉蟾虎扑食形

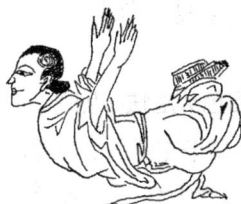

服药用土硃、白矾各五钱研，和冷水一碗，搅浑，略澄取饮之，立止。❷

治背膊疼痛。高坐，将左右脚斜舒，两手掌按膝，行功运气十二口，日行三五次。（图12）

服药用通气汤　藁本　防风　川芎各一钱　羌活　独活各二钱　蔓荆子六分　甘草五分　水煎服。

治元气衰败。用双手先须擦热，揉目，后用柱定两肋下行，气攻，其气上升，运气十二口。（图13）

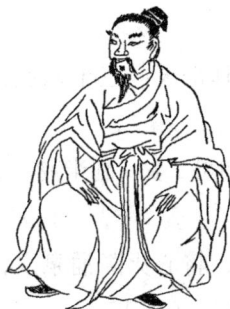

图12　丘长春搅辘轳法　　　图13　马丹阳周天火候诀

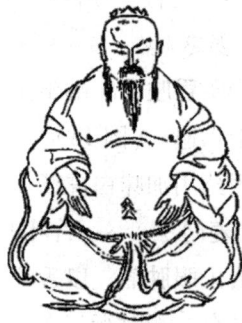

---

❶《卫生真诀》称此方为"盐汤探吐法"。
❷《卫生真诀》称此方作"千金不换秘方"。

27

服药用人参黄芪汤　人参　黄芪　白术各二钱　陈皮　甘草
当归　茯苓各一钱　姜枣水煎服。

治肚腹膨胀雷鸣，遍身疼痛。立定，以两手托天，脚踏四
地，紧紧撮谷道，运气九口。(图14)

服药用宽中汤　紫苏梗叶　缩砂　枳壳　青皮　陈皮　槟榔
木香　半夏　萝卜子　厚朴　苍术　泽泻　木通各等分　姜三片，
水煎服

治色劳虚怯。侧卧，左手枕头，右手握拳，向腹往来擦抹，右脚
在下，微拳左腿压上习睡，收气三十二口，复运气十二口。(图15)

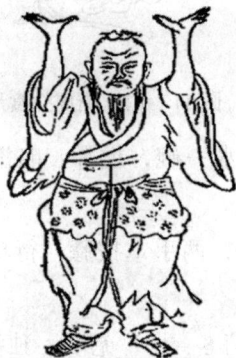

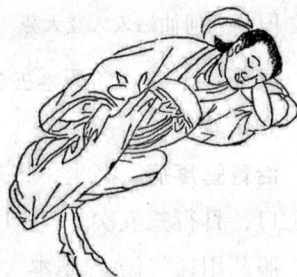

图14　张紫阳捣砲势　　　　　图15　黄花姑卧冰形

服药用建中大补汤　人参　白术　茯苓　白芍　熟地黄　黄
芪各一钱　当归　川芎　杜仲　苁蓉　故纸各七分　甘草　肉桂各
三分　姜枣水煎，不拘时服。

治头昏咬牙。端坐闭气，用双手掩耳击天鼓三十六通，复叩
齿三十六遍。(图16)

服药用加味白虎汤　煅石膏三钱　知母二钱　制半夏　甘草各
一钱　麦门冬八分　竹叶十片　粳米一撮　生姜二片，水煎服。

治火眼肿痛。以舌往上腭，目视鼻，将心火降涌泉穴，肾水
提上昆仑，一时行三次，每放火三十六口。(图17)

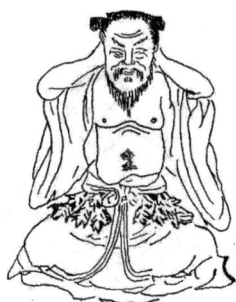

图 16　汉钟离鸣天鼓法　　　　　图 17　曹仙姑观太极图

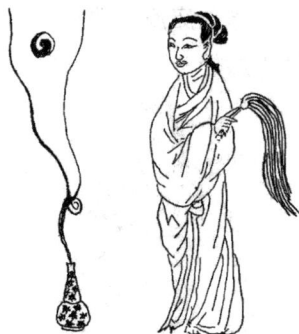

服药用明目流气饮　当归　白芍　生地黄　龙胆草　柴胡　黄连　栀子　丹皮各一钱　大黄酒制，九蒸九晒三钱　水煎服。

治脾胃虚弱五谷不消。以身仰卧，右脚架左脚上，直舒两手搬肩，肚腹往来行功运气六口。（图 18）

服药用健脾丸　白术土炒　枳实炒　陈皮　麦芽炒　神曲炒　山药　茯苓　苍术炒，各一两　厚朴制，八钱　木香五钱　为末，陈米粉糊为丸，每服六七十丸，米汤送下。

治精滑梦遗。端坐，扳起两脚，搓摩两脚心令热，施功运气左右各三十口，故散精不走。（图 19）

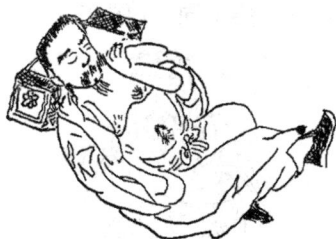

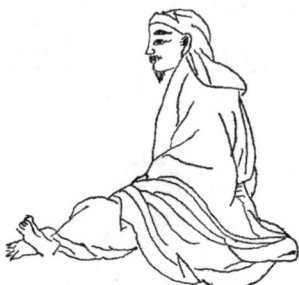

图 18　尹清和睡法　　　　　　　图 19　李栖蟾散精法

服药用固精丸　炒知母　炒黄柏各一两　煅牡蛎　煅龙骨　芡实　莲蕊　茯苓　远志　山茱萸肉各三两　为末，蜜丸，朱砂为衣。每服五十丸，空心淡盐汤下。

治心虚疼痛。端坐，两手按膝，用意在中，右视左提，运气十二口，左视右提，运气十二口。（图 20）

服药用却痛散　五灵脂　蒲黄炒　当归　石菖蒲各一钱　肉桂　木香各八分　水煎，入盐醋少许。

治年久瘫痪。端坐，右手作拳主右胁，左手按膝舒拳，存想运气于病处，左右各六口。（图21）

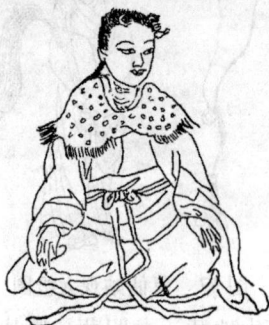

图20 张真奴神注图　　图21 魏伯阳破风法

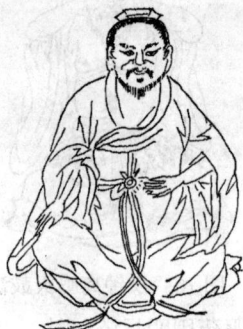

服药用金生虎骨散　当归　赤芍　川续断　白术　藁本　虎骨各一两　乌梢蛇肉五钱　为末，每服二钱，温酒下。

此专养元精，补益虚损[1]。用手擦左脚心热，运气二十四口，复以手擦右脚心热，行功如左。（图22）

服药用龟鹿二仙膏[2]　龟板五斤，鹿角十斤，枸杞子三十两，人参十五两，以坛如法熬膏，每酒化服二钱至三四钱，空心下。

治胸膛痞闷。八字立定，将两手相叉向胸前往来擦摩，无虑遍数，运气二十四口。又法，以左手用力向左，而右手亦用力随之，头则力向右而目力右视，运气九口，换手同。（图23）

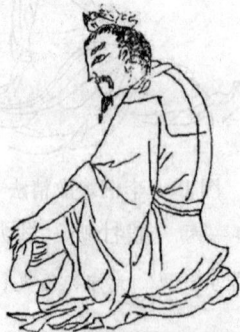

图22 薛道光摩踵形　　图23 葛仙翁开胸诀

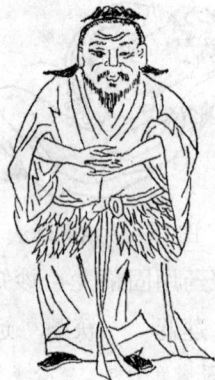

---

[1] 《卫生真诀》称本句作"此专养元气精"。
[2] 《卫生真诀》称此方作"龟鹤二仙膏"。

服药用宽中散　炒枳壳　桔梗
茯苓　半夏　陈皮　厚朴　香附　砂
仁　生姜 _{水煎服。}

治时气遍身作疼。正身踏定，将
右脚向前，左脚向后，两手握拳主肚，
运气二十四口，左右行功同。（图24）

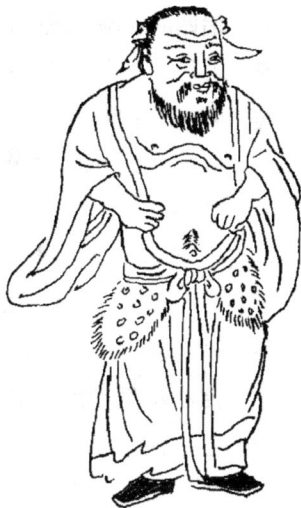

图24　王玉阳散痛法

服药用人参顺气散　陈皮　枳壳
乌药　羌活_{各一钱}　川芎　桔梗　白芷
麻黄　人参　甘草_{各七分} _{水煎服。}

治气脉不通。立定，左边气脉不
通，右手行功，意引在左；右边气脉
不通，左手行功，意引在右，各运气
五口。（图25）

服药用木香流气饮　半夏　青皮甘草　莪术　槟榔　香附
草果　白芷　木瓜　人参　赤苓　木通　藿香　丁香　陈皮　紫
苏　肉桂　厚朴　大腹皮　木香　麦门冬　白术　菖蒲　生姜
枣子 _{煎服。}

治三焦血热上攻，眼目昏暗。正坐，用手摩热脐轮后按两
膝，闭口静坐，候气定为度，运气九口。（图26）

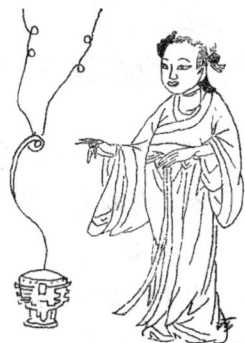

图25　麻姑磨疾诀

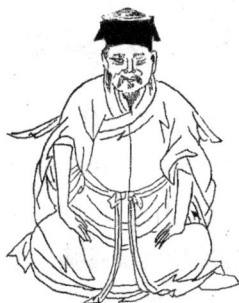

图26　张果老抽添火候图

服药用菊花散　甘菊花　羌活　木贼　黄连　川芎　荆芥
防风　当归　白芍　蔓荆子　黄芩

治四时伤寒。侧卧，拳起两腿，用两手擦摩极热，抱住阴及囊，运气二十四口。（图27）

服药用羌活如圣❶散　羌活　独活　防风各一钱　白芷　陈皮　紫苏　山楂❷　草果　干葛　半夏　苍术　柴胡　黄

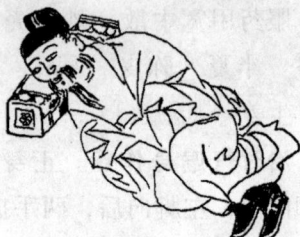

图27　陈自得大睡功

芩　川芎各八分　甘草五分　姜三片　葱三根　水煎，热服取汁。

治小肠气冷疼。端坐，以两手相搓摩，令极热，复向丹田行功，运气四十九口。（图28）

服药用加味五苓散　猪苓　泽泻　白术　茯苓　官桂　茴香　槟榔　金铃子　橘核仁　木通　水煎，入食盐少许服。

治腰曲头摇。立定，低头弯腰如揖拜，下行功其手须与脚尖齐，运气二十四口。（图29）

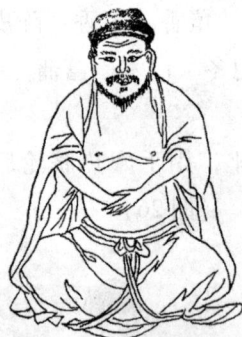

图28　石杏林暖丹田法

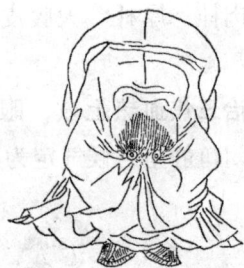

图29　韩湘子活人心形

服药用舒经汤　羌活　防己　姜黄白术　海桐皮　当归　白芍各一两　甘草炒，七钱半　每服二钱，姜十片，煎服。

治冷痹腿脚疼痛。立定，左手舒指，右手捏臂肚，运气二十四口。（图30）

服药用防风天麻散　天麻　防风　草乌头　甘草　川芎　羌活　当归　白芷　白附子　荆芥穗各五钱　滑石一两共为末，热

---

❶ 圣：《卫生真诀》作"效"。
❷ 碴：原文作"碴"，据文意改。

酒化蜜少许，调药五分加至一钱服，觉药力运行微麻为度。

预治百病。将两手按日月两旁穴九次，运气九口。又法，两手按膝，左右扭身，每运气十四口。（图31）

服药用威灵仙一味，于冬月丙丁戊己日采取，阴干捣筛为末，温酒调下二钱。忌茶茗。宜于不闻水声处采之者良。饵者空心服，夏无瘟疫秋无疟痢，百病俱宜。

专收走精。精欲走时，将左手中指塞右鼻孔内，右手中指按尾闾穴，把精截住，运气六口。（图32）

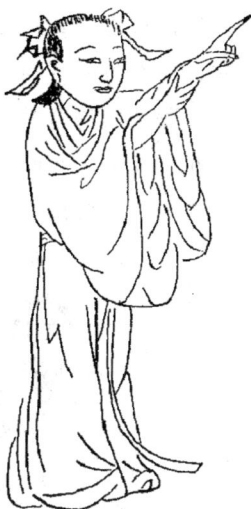

图30　昭灵女行病诀

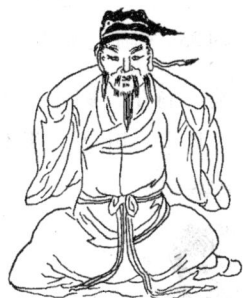

图31　吕纯阳任脉诀

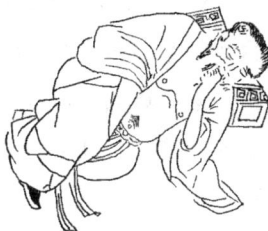

图32　陈希夷降牛望月形

服药神芎汤　人参　枸杞　升麻　川芎　远志　黄芪　甘草　归身　地骨皮　故纸　杜仲　白术各等分，加生姜一片莲心去心七个，水煎服。

治一切心疼。丁字立定，以右手扬起视左，复左手扬起视右，运气九日，其转首回顾，并同。（图33）

服药用落盏汤　延胡索五灵脂烧烟尽建寇仁各六分　良姜　石菖蒲　厚朴　陈皮　藿香各一钱　枳壳　苏梗各六分，水煎服。

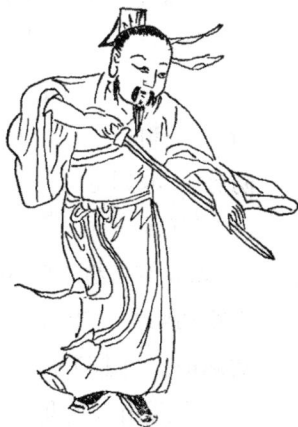

图33　孚祐帝君拔剑势

治头面肩背一切疮疾。端坐，以两手端抄于心下，摇动天柱，左右各运气呵吹二十四口。（图34）

服药用消毒散 黄芩 黄连 大黄 白芷 羌活 防风 金银花 连翘 当归 荆芥 天花粉 甘草_{水煎服}。

治湿脑头风。背坐，以双手抱耳连后脑，运气一十二口，合掌一十二次。（图35）

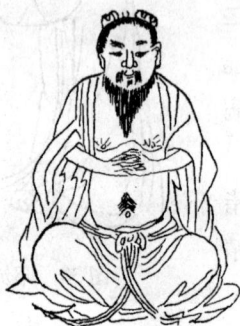

图34　徐神祖摇天柱形　　　　　图35　陈泥丸掌风窝法

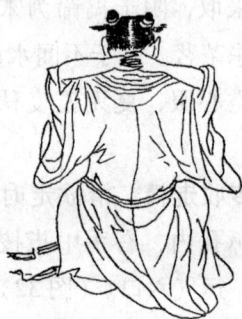

服药用羌活白芷汤 柴胡 茯苓 防风 荆芥 黄连 泽泻 当归 白术 蔓荆 石膏 苍术 辛夷 生地 川芎 藁本 白芷 羌活 黄芩 细辛 芍药 甘草 生姜 _{水煎服}。

治脚腿肚腹疼痛。立定，右手作扳墙势，左手垂下，右脚向前虚蹬，运气一十六口，左右同。（图36）

服药用羌活鞠芎汤 羌活 川芎 苍术_炒 白芷 南星_制 当归 神曲_{各一钱} 砂仁桂枝 防己 木通_{各八分} 生姜三片，水煎服。

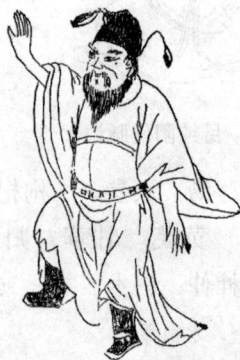

图36　曹国舅脱靴势

治夜梦遗精。侧坐，用双手搬两脚心，先搬左脚心搓热行功，运气九口，次搬右脚心，行功同前。（图37）

服药用玉关丸 人参_{六钱} 枣仁 牡蛎粉 五倍子 枯矾 龙骨_{各五钱} 茯神_{一两} 远志肉_{一两半} 共为末，蒸枣肉为丸，每服五六十个，空心，莲子汤下。

治梦中泄精。仰卧，用右手枕头，左手握固阴处行功，左腿直舒，右腿拳曲存想，运气二十四口。（图38）

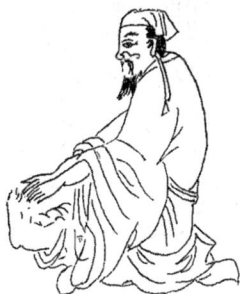

图37　赵上灶搬运息精法

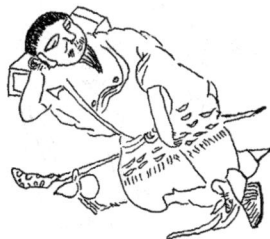

图38　虚静天师睡功

服药用养心汤　人参　山药　麦门冬　茯神　酸枣仁　归身
白芍　远志肉　莲须各等分　姜枣莲肉水煎服。

治腰腿疼痛。就地坐定，舒两脚，以两手前探，搬两足齐，往来行功，运气十九口。（图39）

服药用牛膝酒　地骨皮五加皮　薏苡仁　川芎　牛膝杜仲炒，各一两　生地三两
海桐皮一两半　羌活　甘草各一两　以无灰好酒如法煮熟，每服一二杯，日尝三四次，尝令酒气不绝。

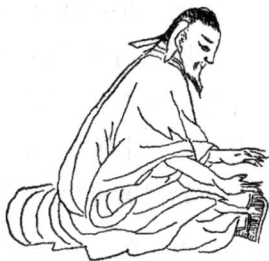

图39　孙玄虚乌龙探爪形

治同前。以身蹲下，曲拳弯腰，起手过顶，口鼻微出清气三四口，左脚向前，右脚尖顶左脚跟，仍运气。（图40）

服药用流气饮子　羌活　苍术　川芎　当归　香附　白芍
陈皮　半夏　木香　枳壳　木通　槟榔　紫苏　甘草等分，水煎服。

治头昏。端坐，将两手搓热，按抱顶门，闭目凝神，吹呵鼓气，升腾顶上，复行功运气十七口。（图41）

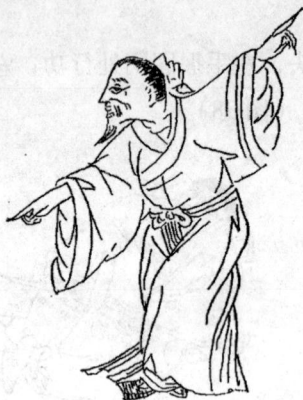

图 40 高象先凤张势

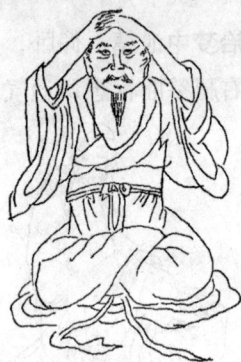

图 41 傅元虚抱顶形

服药用上好大黄，酒蒸七次，晒干为末，茶调二钱，服之立效。❶

此和气养血，使气不乱攻。将身曲下如打恭势，手足俱要支叉伏地，左右行功，各运气十二口。（图 42）

服药用和气养血汤 紫苏茎叶 羌活 赤芍 当归各一钱半夏 桑白皮 青皮 陈皮 大腹皮 赤茯苓 木通各八分 肉桂三分 甘草五分水煎服。

治腰背疼痛。背手立住，以拐顶腰，左边靠之，运气一百八口，分三咽后，用膝跪下扫地摆进数次，右同法。（图 43）

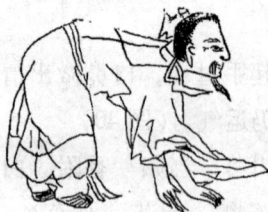

图 42 李弘济仙人玩月势

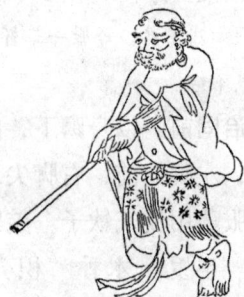

图 43 铁拐仙靠拐势

服药用当归拈痛汤 羌活 甘草炙 黄苏酒浸 茵陈酒炒，各五钱 人参 升麻 苦参 葛根 苍术各二钱 防风 归身 知母 茯苓 泽泻 猪苓各三钱 每服八钱，水煎，不拘时服。

---

❶《卫生真诀》称此方作"大黄汤"。

治腿疼。端坐，将两手作拳搓热，向后精门摩之数次，以多为妙，每次运气二十四口。（图44）

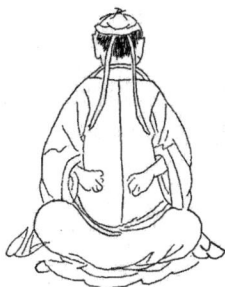

图44　玉真山人和肾腔法

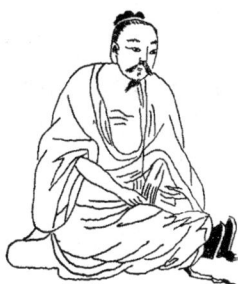

图45　李埜朴童子拜形

服药用清热胜湿汤　黄柏盐水拌炒　羌活　泽泻　苍术制　杜仲炒白芍炒　木瓜　威灵仙　陈皮各一钱　牛膝八分　甘草五分姜二片，水煎服。

治同前。以身坐定直舒两脚，用杠按大腿根，以意引存想，运气十二口。（图45）

服药用海桐皮饮　海桐皮　五加皮　川独活　枳壳　防风　杜仲牛膝　薏苡仁炒　各一两半，以好酒入药煮去火毒，空心午前各一服。

治遍身疼痛。端坐舒两脚，两手握拳，运身向前，运气二十四口。又以脚踏定，低头两手搬两脚尖，运气二十四口。（图46）

服药用畅经汤　延胡索　当归　肉桂各等分　为末，每酒调三四钱，随酒量频加酒饮之，痛止住药。

治背脊疼痛。将身曲起伏地上，两膝跪下，两手按地，行功运气左右各六口。（图47）

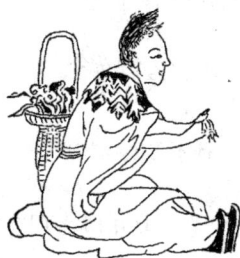

图46　蓝采和乌龙摆角势

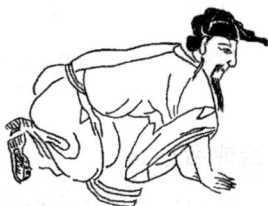

图47　夏云峰乌龙横地势

服药用三合汤　陈皮　半夏　茯苓　乌药　枳壳　川芎白芷　羌活　防风　香附　苍术各等分　水煎服。

治肚腹虚肿。端坐，以两手作托物状，运气导引，上提九

口，下行运气九口。（图48）

服药用香砂苓皮饮　茯苓皮　大腹皮　五加皮　生姜皮
桑白皮　枳壳　砂仁　白术　萝卜子炒　木香　木通　泽泻
猪苓各等分　水煎，食远服。

治赤白痢疾。以两手前后如挥马指托，脚亦前后左右进步行
功，白痢向左行气九口，赤痢向右运气九口。（图49）

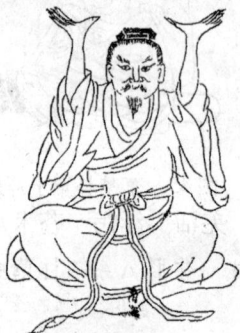

图48　郝太古托天形　　　　图49　刘希古猛虎施威形

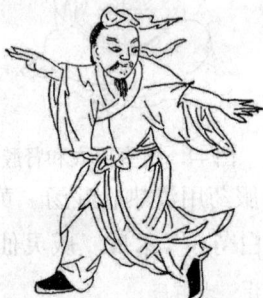

服药用黄蜡丸　黄蜡一两　杏仁四十九粒，水浸去皮尖　木香五
钱　巴豆七粒，用纸包碾去油　将黄蜡化开，入前药末和匀，丸如
绿豆大，每服十五丸，红痢甘草汤下，白痢生姜汤下。

治同前。以身向前直舒，
如取物状，再将右脚翘起，
向后屈伸数次，运气二十四
口，左右同。（图50）

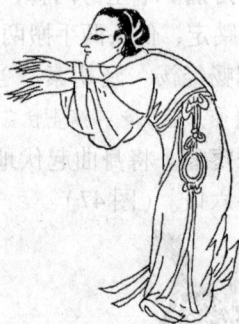

服药用白芍药汤　白芍

当归　黄连各一钱　大黄二钱
黄芩　槟榔各八分　甘草七分
木香五分　水煎服。

图50　孙不二姑摇旗形

治前后心疼。以身八字
立定，低头至胸前，将两手叉定腹上，运气一十九口。（图51）

服药用枳缩二陈汤　陈皮　半夏　枳实　砂仁　香附　木香
草豆蔻　厚朴　茴香　延胡索　紫苏叶茎叶各等分　姜三片，水煎服。

治疝气。以两手捉两脚大拇指，挽五息引腹中气遍行身体。
又法，十指通挽行之尤妙。（图52）

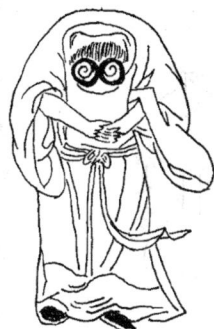

图51 常天阳童子拜观音势　　　图52 东方朔捉捇法

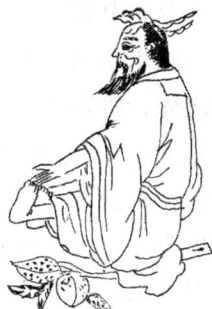

服药用茴香丸　八角茴香炒　茯苓　白术　山楂　吴茱萸炒　荔枝核各一两　橘核仁二两，炒　枳实八钱 为细末，炼蜜丸，每丸重一钱五分，空心细嚼，姜汤送下。

此明目。栖地坐定，以两手反背，伸左胫，右膝压左腿上，行五息引肺去风，久久为之，夜视物如昼。又法，鸡鸣时，以两手擦热熨两目，行三度，以指拭目，左右有神光。（图53）

服药用明目地黄丸　　生地黄酒洗　熟地黄各四两　知母盐水炒　黄柏酒炒　枸杞子各二两　菟丝子酒制　独活各一两　牛膝酒洗　沙苑蒺藜炒，各三两　共为末，蜜丸梧子大，每服八十丸，夏月淡盐汤下，余月酒下。

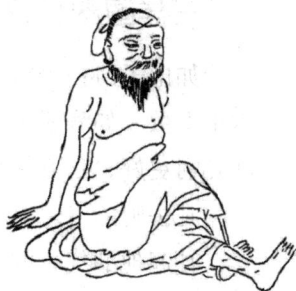

图53 彭祖明目法

籇图式

此图专治红痰昼夜不止，骨蒸劳热，声哑肌瘦，气弱等症，若吐血者，行七日愈。（图54）

用呵两鼻孔入三分，要与鼻孔一般大，紧紧的不可出气。治红痰，每次用小酒杯，香甜人乳、鸡蛋两个，新鲜猪胰子油，切极细，三味搅匀，瓷器或金银盅盛，砂锅内蒸熟。每早空心服，七日吃七次，每呵后方食之。（图55）

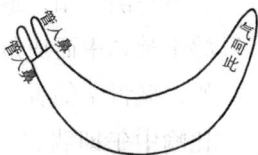

图54 籇图式

此图专治中满气蛊。用呵脐上亦治女人经水不通，兼止梦遗。脐上未呵之先，将麝香三厘，乳香一钱，孩儿茶、没药、黄檀香各一钱，共为细末，将蜜调作饼。一饼贴脐上，用生姜一片，切如药饼大，半个铜钱厚，用蕲艾丸如豆子大，不论丸数，烧得姜热，觉得脐内微热即去药就呵之，先一次用此药，以后不必用。

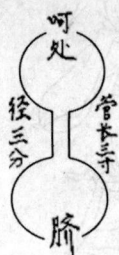

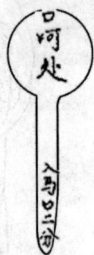

图55 二图式 图56 三图式

入图入在病人马口内，进二分。治流精昼夜不止。初开马口窍，先用黄蜡条，如快头透开。（图56）

三样图器总论

如虚子曰：每呵论病者，岁次为呵数。每岁一呵，要足三百六十下数。如病者十岁，每转十呵，要三百六十呵，有零宁可多呵几呵更好，不可缺数。

凡去呵的气，男女俱要未呵之先五七日，用好酒肉白米饭与食，补起他的气，方才气完。病者得效更速。若男子病用女童，女人病用童男，壮盛无病者呵之。若丈夫病，用女人呵；女人病，用男子呵，亦可。

神仙接命秘诀

一阴一阳，道之体也，二弦之气，道之用也。一家之气，交感于神之中而成丹也。万卷丹经俱言三家相会尽矣，三五合一之妙，概世学仙者，皆不知下手之处，神室黄道中央，戊己之门，比喻中午即我也。真龙、真虎、真铅、真汞，金木水火此四象，皆喻阴阳、玄牝二物也。炼已筑基，得药温养、沐浴、脱胎神化，尽在此二物运用与已一毫不相干，即与天地运行，日月无二也。《悟真》云：先把乾坤为鼎器，次将乌兔药来烹，临驱二物开黄道，争得金丹不解生。此一诗言尽三家矣，千言万语皆备三姓会合。虽语句不同，其理则一而已矣。但周天度数，分在六十四卦之内，以为荃蹄，朝进阳火，暮退阴符，其数内暗合天机也。

诀曰：此乃仙师口口相传之秘旨也，宝之！宝之！

一三二五与三七四九，行来五十一，六十三兮，七十五，八十七兮，九返七。若人知此阴阳数，便是神仙上天梯。

河图数

三五一都三个字，古今明者实然稀，东三南二同成五，北一西方四共之。戊己自居生数五，三家相见结婴儿。婴儿是一含真气，十月胎完入圣机。

先天度数　　⑩⑧⑥④②温养火。
　　　　　　⑪⑨⑦⑤③①朝屯暮蒙

暮退阴符

⑥④②⑩⑧⑥④

戊时居右自十六起至四止，炼己之度数，东升西降。诗云：河车周旋几千遭，正谓此工夫也。

朝阳进火

⑦⑤③①⑨⑦⑤③

行时居左自三至十七止每圈一次，吹嘘此道尽之矣。塞兑垂帘默默窥。

待先天气至，自十六起，至四至止。就换于左起。三至十七止，即换炉用鼎。左右自二四六八十吹嘘。不用上药，右边数尽，即换于左。从一三五七九十一行尽工夫，吐水而睡，其药周身无处不到，自然而然也，即沐浴也。经云：采药为野战，罗功为沐浴，罢此之谓也。自此得药之后，却行温养火候之功，十月共六百卦终，身外有身矣。却行演神仙出壳之功，一日十饭不觉饱，百日不食不显饥。尽矣！秘

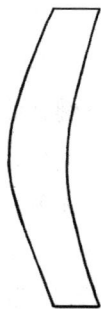

图57　橐籥

之！秘之！此二节工夫，待人道周全，方可行之。

凡行之时，先令病人仰面平枕，口噙热水或乳香酒一口，然后令童女前数吹之。吹法，先取红铅，用破身童女，所行经脉，以夏布揉洗令净，或净花亦可，扫下晒干。如用时，将热童便洗下，晒干收起。临用时以童便化开，滴于囊蘥小头口边，入鼻内，将大头令童口使力吹之。如上法，病人候吹气，即吸入童女气。忌葱蒜姜酸辣之物，久久行之，能接补天年，行后如觉内热，可服人乳，即能解之。

附调气治诸病法

水潮除后患法

平时睡醒时，即端坐，凝神息虑，舌抵上腭，闭目调息，津液自生，分作三次，以意送下，此水潮之功也。津既咽下，在心化血，在肝明目，在脾养神，在肺助气，在肾生精，自然百骸调畅，诸病不生，此除患之功也。逍遥子长生诀曰：法水潮在关，逍遥日夜还，于中凝结生诸病，才决通流便驻颜。

起火得长安法

子午二时内外视，应闭息升身，则肾中之火生矣。火为水中之金，烹而炼之，立可成丹。且百脉通融，五脏无滞，四肢康健，而三花聚也。孙真人曰：火阳得地，在六爻俱静之时，真气通行，必在三阳交会之际，此为文火炼形，外邪不感，寿筹无穷。

梦失封金柜法

欲动则火炽，火炽则神疲，神疲则精滑而致梦失也。每寤寐之时，必要凝息定气，以左手搓脐二七，右手亦然。复以两手搓胁腹五七，左右摇扇三两回，次咽气呐于丹田，握固良久，乃正屈足侧卧，永无走泄矣。郑思远真人曰：事多忘者神昏，汗多出者神脱。此是梦失神弱，脱漏真精，乃修身之士，大忌也，当励前功。

形衰守玉关法

形衰枯槁，切须守炉，炉者丹田。丹田者，肾前脐后也。若行住坐卧，一意不散，固守勿怠，而又运用周天之火，自然生精、生气、生神，岂止变衰颜如童子，体为神仙，若壮健行之，收功甚速。

鼓呵消积滞法

凡有因食而积者，有因气而积者，久加脾胃受伤，医药难治。孰若节饮食，戒嗔怒，不使有积聚为妙。凡有此等，便当升身闭息，往来鼓腹，候其气满，缓缓呵出，怡然运五七次，即时通快。王穆真人曰：未得通时，多痞塞隔气，若胸膈满塞，常用此法，不止除病散气，须无病行之，自然真元增益，寿域可跻。

兜礼治伤寒法

元气亏弱，调理不密，则风寒伤感，患者须端坐闭息，兜起外肾，头如礼拜，屈折至地，运用真气，得胜涤时，不六七次，汗出自愈。刘鲍一真人未仙之日，曾感伤寒热，行此而安，此法非止❶能治伤寒，即无病行之，头目❷清利，容颜润泽。

---

❶ 止：通"只"。
❷ 目：原文作"日"，据文意改。

叩齿牙无病法

齿之有疾，乃脾胃之火熏❶蒸。每日清晨或不拘时，叩齿三十六通，则气自固，虫蛀不生，风邪消散。设或以病齿难叩着，但以舌隐舔于牙根之间，用柔制刚，真气透骨，其蛀自除。王真人曰：欲修大道，先去牙症，叩齿不绝，坚牢无病，此须近易，亦修养中至要也。

观升鬓不斑法

思虑太过则神耗，气虚血散两鬓斑，以子午二时，握固端坐，凝神绝念，两眼含光，中黄内顾，追摄二气，自尾闾、夹脊，升上泥丸，降下重楼，返还元海，憩息少时，自然神形俱妙。与道合真。张真人曰：夫何虑鬓斑，久久行之，可以积黍米而为金丹，脱樊笼而游三岛，其功易可云谕？

运睛除眼害法

虚静趺坐，凝息升身，双目轮转十二数，紧闭即开，大睁逐气，每夜行五七次，瘴翳自散，光明倍常。谢翼真人未得仙时，曾患目疾，绝去房事，得此法而行之即愈。故传以惠于后人。盖为虚邪气热，损犯肝经，致生瘴翳，运睛之法，不止除昏，久则可观细书，极目远视，时见金花，乃道气之运也。

掩耳治头眩法

邪风入脑，虚火上攻，则头目昏旋，偏正作痛，或中风不语，半身不遂，亦由此致。治之须静坐，身升闭息，以两手掩耳，摇头五七次，存想元神，送上泥丸，以逐其邪，自然风散邪

---

❶ 熏：原文作"东"，据文意改。

去。张元素真人未得道时，头目昏旋，偏正头痛，用还丹之法，不十功即瘥。此法不止是治，须无病行之，添补髓海，精洁神宫，久视长生之渐。

托踏应无病法

双手上托，如举大石，两脚前踏，如履实地。以意内顾，神气自生，筋骨康健，饮食消融。华子元二十二势，取禽兽行之状。陶隐居二十八道引，水火曲升之理，知神气之走五脏，自然传送于四肢，根本元固，营卫强盛，其功甚大。不止轻身，能皮肤结实，足耐寒暑。

搓涂自驻颜法

颜色憔悴，良由心思过度，劳碌不谨。每清晨静坐，神气冲溢，自内而外，两手搓面五七次，复漱津涂面，搓拂数次，行之半月，则皮肤光润，容貌悦泽，大过寻常。太虚真人晚年修道，耻于衰弱，得此法而返老还童。若咽气通心，搓热涂面，亦多有益。

闭摩通滞气法

气滞则痛，血凝则肿，治须闭息，以左右手摩滞处四十九次，复左右多以津涂之，不过五七次，气自消散。赵乙真人，未仙之时，曾患此病，行之而愈。此法不止散气消肿，无病行之，上下闭息，左右四肢五七次。经络通畅，气血流行，肌肤光莹，名曰干沐浴，尤延生之道也。

凝抱固丹田法

定息抱脐，子午无间，勤彻浮沉，湛然进退，旬日之间，下进五谷之精，真气自生，百日之功，上尽九重之蠹，暗涤垢腻，饥❶渴不患，寒暑不侵，驻颜还寿。董自然真人，道西华天尊守真，或居天上，或居人间，一住紫檀，手披云雾，坐禅关。

淡食能多补法

五味之于五脏，各有损益，若一味过食，须安一脏，还亏一脏，要在相均。谨节！谨节❷！图爽口反见伤脾，食淡自然有补耳。玄珠先生得此法而成化。古云：断盐不是道，孰谓补肾茹增福田，却非养神之道，淡食中自有真气可以保命安神。

无心得大还法

对镜无好恶之心，亦不可落空心，而识执之心尽无也。知识之心，又生分别，执着之心，不可有也。志公和尚无心有心，此心乃合天地。夫无心之法，有事无事常要无心，尽处喧处其念无二。又曰：莫谓无心即是道，无心即隔一重关，如明镜照一切物也，元不染着，是谓大还也。

运识五脏升降法

上心肾之下，肝西肺在东，非肠非胃腑，一气自流通。

动功六字延寿诀

春嘘明目本扶肝，夏至呵心火自闲，秋呬定知金肺润，冬吹惟要坎中安，三焦嘻却除烦热，四季长呼脾化餐。切忌出声闻口耳，其功尤甚保神丹。

又诀：肝若嘘时目睁睛，肺知呬气手双擎，心呵顶上连叉

---

❶ 饥：原文作"肌"，据文意改。
❷ 节：原文无。

手，肾吹抱取膝头平，脾病呼时须撮口，三焦客热卧嘻嘻。

心呵顶上连叉手 举手则呵，反手则吸

呵则通于心，去心家一切热气，或上攻眼目，或面色红，舌上疮，或口疮。故心为一身五官之主，发号施令之时，能使五官不同。故孟子曰：收其放心者，为浩然之主，故心不动，而动为之妄，妄则神散，而使浩然之气不清也。秋冬时，常暖其涌泉，不伤于心君。《素书》云：足伤寒心是也，澄其心则神自清，欲其心则火下降，故心火降，则心无不正。心通舌，为舌之官，舌乃心之苗，为神之舍，又为血之海，故血少，则心神恍惚，梦寐不宁也。冬面红受克，故盐多伤心血，冬七十二日省咸❶增苦，以养其心气也。

肝若嘘时目睁睛

嘘则通肝，去肝家一切热聚之气，故胆生于肝，而胆气不清，因肝之积热，故上攻眼目。大嘘三十吁，一补一得则眼增光，不生眼屎。故目通肝，肝乃魂之宅，夜睡眼闭，则魂归宅。肝为目之官，秋面青受克，辛多伤肝，秋七十二日，省辛增酸，以养肝气。

肾吹抱取膝头平

吹则通肾，去肾中一切虚热之气，或目昏耳聋，常补泻，则肾气自调矣。故肾通耳，为耳之官，耳听走精，不可听于淫声，或破腹者，大吹三十吹，热擦肾堂立上，四季十八，面黑受克，甘多伤肾，故季月各十八日，省甘增咸，以养肾气。

---

❶ 咸：原文作"碱"，据文意改。

肺知呬气手双擎

呬则通肺，去肺家一切所积之气，或感风寒咳嗽，或鼻流涕，或鼻热生疮，大呬几呬，一补一泻，则肺气自然升降。肺为心之华盖，最好清，故肺清则不生疾也。肺通鼻，为鼻之官，肺为魄之宅也。夏面白则受克，心属火，肺属金，夏七十二日，省苦增辛，以养肺气。

脾病呼时须撮口

肺则通脾，去脾家一切浊气或口臭。四肢生疮，或面黄，脾家有积，或食冷物积聚不能化。故脾为食廪之官，又为血之用，故饮食不调则不生血，四肢不动则脾困。故夜则少食，睡时脾不动，以致宿食，则病生矣。脾四季之官，为意之宅，故意不可以妄动，动则浩气不能清也。春面黄，则受克，春七十二日，省酸增甘，以养脾气。

三焦客热卧嘻嘻

嘻则通胆，去胆中一切客热之气。故卧时常嘻，能去一身之客热，常补泻者胆气自清，目不生屎。胆怕热，四时饮食，热者少食于上隔，以使胆气清爽也。

修身秘旨

每日不拘时候，静坐集神，齿对唇粘，踏实趺坐，或垂足正坐，如此行之数月，待神气聚定，然后行到之间，内无所想，外无所形，恍恍惚惚，神水三降之后，觉其下丹田中，金光灿烂，徐徐从尾闾，上夹脊，至玉枕，入泥丸，历历如有物上，热之如火，上腭神水，滴滴降下，清甘满口，分做三，咽之。如前送下丹田，循环不已，则天地在我，阴阳从我之造化，邵子所谓天向日中分造化，人从心上起经纶。故此心与元始齐眉，纯纯全全，湛然常寂，圆陀陀，光灼灼，虚灵不昧，浩然之理，全在于斯，不染纤毫之事，染则神败，五官不灵，浩然之气不生矣。

行功指引

每于昼夜二六时中，少食宽衣，入干净室，先转三车文，次方移两膝跏趺，舌抵上腭，津液自生，手屈第三文，足踵玉户，身竖正坐端然，调鼻息，以延绵，一念规中，万缘放下，注目内观，默相玄关窍内，珠粟一粒，正在中心，寸心念不缺一，性性自住，杳冥昏默，静定多时，是为攒行旋绕，五行性情，自相为也。遂令鼻息渐闻，谷道轻提，专气致柔，存无守有，如鸡抱卵，如龙养珠，了得性情归元，神气混合，坐至一时，能夺百日之功，以转小河车数，转擦生门子，九摩密户，而教同搓面，有多解项三八，转睛四六，叩齿四九回。凡行此功，皆须闭气紧撮谷道，每功一次，俱要漱津一口，分津作三口咽之，或令青女使入气海之中。此行持昼夜无间，百日之内，即见其功，自然肾水上升，心火下降，回风混合，阴阳消长，而造化无穷矣。而遇身中一阳生时，仍要竖脊端坐，反手擦揪于气海，一念存于尾闾，鼻息渐封，谷道轻撮，上下相应，内外分明，存于此尾闾脊间，左右有赤白二气，齐齐升上，轻度三关，运至泥丸，一口咽下，令青女送归气海，如共升运三次，即合采药配合之功，依前再运六遭，以为水火咽炼之诀，共存九转，同就一功。所栽接灵丹，炼精化气，以次可凝。神入窍，绝念忘情，静定多时，是为沐浴。故云修丹必寻冬至，身中自有一阳生，此乃活中之子时也。则此以后之功，昼夜精炼不问百五日，功效难知，自然神气混融，阴阳反覆，雷轰海底，火复丹田，甘露洒于须弥，琼浆降于神室，气结神凝，归根复命，遂得三花聚顶，五气朝元，静听天籁之音，默饮长生之酒，二百日后功倍于前。恍然虚室静坐工夫，生光夜明如昼，此无根铁树开花也。勿执认愈进其功，忽见一时，金蟾上下飞舞，更加猛力，进炼功程，复至人法两忘，工夫乃入佳境。又增苦志，顷刻无停，忽见金花一轮，方圆一丈，此乃天然真火候，却猛开口一吸，咽入中宫，以接身之神气。再加精进，逼迫其功，至万里无云清朗之境，天地山河皆没影，此与太虚同体，身外有身，功已将成，仙道近矣。当此之际，则气足而神全，三室充精，乃魂安魄畅，逼出常世，五七余寸，有此功应急求口诀而收入，若不能收归脐内，反遭风疾身，耗散前功，希仙远矣。到此地位，已结胎矣，三千日足，婴儿出现，宜加谨慎，勿放纵游，即炼移炉换鼎之功，超凡入道之妙道也。

修养之法，先要正己、修德、修业。若正己三正，则无所不正，一切形名，非正不名一切事故，非正不成日月平常。设施酬酢，未有不始于己者，一切事理头物，亦未有不由于己出者。是故进修之要道，以修己为上，必以正己为先。反身正己接人，人亦归正，正己处事，事亦归正，正己应物，物亦归正。惟天下之一正，惟长道。天下之大变，是知正己者，进修之大用也，人圣阶梯也。

静坐功夫

清心释累，绝虑忘情，少思寡欲，见素于朴，易道之功夫也。心清累释，足以尽瑕，虑绝情忘，足以静世，思欲俱泯，足以造道，素朴纯一，足以知天下安乐之法。日逐少食，宽衣于二六时中，遇闲瑕则入室，蟠膝静坐，心无杂想，一念规中。《丹书》云：人心若与天地合，颠倒阴阳只片时，以心观道，道即心也。以道观心，心即道也。若能清心寡欲，久久行之，百病不生。此惟秋及冬至以后行之尤妙。如春夏行时，春乃发生之时，夏乃阳气茂盛。儒云：歌咏所以养性情，舞蹈所以养血脉，又不必静坐，宜夜眠早起，广步于庭，披发缓行，以使长生。食后宜动作舞蹈，亦宜节欲，古人冬至闭关，以养微阳，斋戒掩身，以待阴阳之所定。是故起以待日光，此阳气闭藏之时，不可扰动筋骨，惟安定静养身体，则春夏诸病不生。情不动精固，则水朝元。心不动气固，火朝元。性寂则魂藏，木朝元。情忘则魄伏，金朝元。四大安和则意定，土朝元。此谓人有五气朝元。又经云：人能常清静，天地悉皆归。

运养心气诗　子午披衣暖室中，凝神澄虑面朝东，二十四度鸣天鼓，叩齿三十六数同。两手向腮勾天泽，七四摩掌润双瞳，须知吐纳二十四，舌搅华池三咽中。右诀每日子午依法运用，或五七□□，运时不可大步行走。

又诗　我命在我不在天，秘精养气可延年，何须外炼金丹药，解得三峰胜似仙。

又诗　手提金印倒骑牛，喝断黄河水逆流，一朝吸尽三江水，运在昆仑顶山□。

附葛仙周天火候诀法

自子至巳为六阳之数，即进阳火也。口诀云：乾九阳数也，坤六阴数也。乾九之阳，起于坤之初六。乾之策，三十有六，总计六爻得二百一十有六，其诀始者用意，久则自然，天关在手，左手统十二支也，地轴由心，以神驭气，数其息也。

子上，以左手掐子位，复卦主事，鼻微吸天之清气，入于玄关而至尾闾，为一吸。又呼气，从尾闾穿夹脊而上泥丸，为一呼。一呼一吸为一息，如环无端，十八文、十八武，三十六息足，得玉露神水一口，吞送下玄宫，灌浇灵根，得药一两。

丑上，又移指掐丑位，临卦主事再行十八文、十八武，呼吸三十六息，送玉露一口入玄宫，得药二两。

寅上，又移掐寅位，泰卦主事，行文火三十六息足，送玉露一口入玄宫，得药三两。

卯上，又移指掐卯位，大壮卦主事，呼吸文火十八息，送玉露一口入玄宫，得药四两。木液旺在卯，洗心涤虑，注意规中，名曰沐浴。令人以两手摩身，而沐浴者非也。又行文火十八息，送玉露一口入玄宫，得药五两。

辰上，又移指掐辰位，夬卦主事，行十八文，十八武，三十六息，送玉露一口，得药六两。

巳上，又移指掐巳位，乾卦主事，行武呼吸十二息，送玉露一口入玄宫，得药七两。再行文呼吸十二息，送玉露一口入中宫，得阳铅八两。又行武呼吸十二息，名首尾武，中间文，至此是进阳火三十六也。

自午至亥，六阴之数退阴符也。口诀云：复卦之初六，起于乾之初九。坤之策二十有四，总计六爻，得一百四十四也。

午上，移指掐午位，姤卦主事，行十二武火，十二文火，共呼吸二十四息，送玉露一口入玄宫，得药一两。

未上，又移指掐未位，遁卦主事。行十二武，一十二文，二十四息，送玉露一口入玄宫，得药二两。

申上，又移指掐申位，否卦主事，乃西南之乡，行文火八息，武火八息，送玉露一口入玄宫，得药三两。

酉上，又移指掐酉位，观卦主事，行行文火十二息，送玉露一口入玄宫，得药四两。金精旺在酉，宜当沐浴，防危虑险，洗心涤虑，一意规中。又文火十二息，送玉露一口入玄宫，得药五两。

戌上，又移指掐戌位，剥卦主事。十二文，十二武，二十四息，送玉露一口入玄宫，得药六两。

亥上，又移指掐亥位，坤卦主事。行文火八息，送玉露一口入玄宫，得药七两，中行武火八息，送玉露一口入玄宫，得阴汞半斤。又行文火八息，一意规中，名曰：两头文，中间武。

武者呼吸聊紧，文者呼吸微缓，自然连进阳火，遏阴符，吞玉露十六口，铅汞拌匀，合为一斤之数。前后升降，共得周天三百六十度。火候，外除五息以合五行，周天五度，夺尽天地日月阴阳劫运之数，夺尽万物生杀四时之数，夺尽卦爻铢两之数。名曰：月之员，存乎口诀，时之子，妙在心传。周天息数微微数，玉露寒泉滴滴符。此真人口口相传，密旨也。号曰：四候却有妙用，大抵真息从气穴中升，即龙之玄气，即火也，汞也，橐籥也。常人口中华池神水，送舌下二窍。若至人甘露玉液，从肾轻升夹脊上泥丸，注明堂而降下舌端，即虎之玄气，即水也，铅也。人之一身，二气存则生，二气竭则死，乃一身真水火根本是也。

以上口诀，遇身中子时癸生，得药入于玄宫，以神会气行之一度，攒簇阴阳，锻炼成丹，须是数息有作，若不行此，难夺周天造化得药，无此，难结黍米之珠。

近有一等炼己未纯，造化未得，每日执此常行，以为大功，烧结元气，反为害之大者。是以圣人传药不传火，从来火候少人知，正谓此也。乃指圣人不传不形竹帛，名曰天符。行之者，永处天仙；失之者，永为下鬼。

每年二八月，每月初八、二十三。每日卯酉二时，已上不行于火候。

附葛仙金液还丹诀

凡修炼，贵乎忘言守一，忘言气不散，守一神不出。一者太极也，西南乡也，其要妙在乎坤复之交，循环无穷。神潜于坤，则知白守黑，神明自来。坤者六爻也，即六日也。守静之笃，阴极阳生，六爻之下，复生一阳，即天地七日而来复，何则？铅汞从一所生。一乃阴阳五行之始，大衍之数五十有五，数内除五以象五行，又除一数以象太极，即一也。其余数四十有九，两仪四象以生八卦，圣仙知一为铅汞，故抱一而修行，用四十九日，而元气复乎五阴之下，一阳萌动，即地逢雷处，见天根也，盖地支亥数已尽。至子初生复卦，复其见天地之心乎。《易》云：雷在地中复，先王以冬至日闭关，商旅不行，后不省方。何谓？盖雷乃刚阳，地乃柔顺，阳在柔阴之下，复曰先天一气。得太极静而生阳，先王至此日而行道，则闭关而不省方，得专心致志。商旅者杂泛也，不行者，绝其杂泛之事，专行其道，以求先天一气，必须归于虚无。盖虚元气之所生处，故曰：先天一气，自虚无中来，要得此气，必委曲志虑以求之也。虚无者，非虚空全无也。守静极于虚无，身居恍惚杳冥之中，六脉俱停，真息自住，混沌大定，则神明自来矣。诀云：若问先天一也无，后天下手有工夫。奈何世人染习七情，业累牵缠，成后天之神，非先天之妙也。后天一萌，则先天之心蔽矣。

乃修真之士，垂帘塞兑，窒韵调息。帘者目也，兑者口也。闭目光，缄口舌，窒耳韵，调鼻息，闭谷道，四象和合，归于虚无。使心身意不动，收后天之神，归于造化窟中，观之勿失，与气交合，时时觉照，刻刻规中，念止纯熟，神归金鼎，玄牝立基，能生真气，真气化生真铅，精气神全，其功方应。小静一百日，中静二百日，大静三百日。先试小静，神光透于帘帏，一钩新月，而卦于西南之乡，如初三日，月出庚而金光初现也。坎中一点热气，上冲心，以意顺下贯尾闾，由黄道、过玉枕，上泥丸，游九宫，自上腭而下。初则温气而降，沥沥然，淋水之状，香似醍醐，味如甘露，以目送之，以意迎之，入鼎，畅于四肢。此乃小坎离交媾，方验静中静照有功，愈加决烈，静之又静，以至入于无何有之乡。日月停影，璇玑不行，杳冥混沌，天根机动，坤宫如震雷之声，腹中如裂帛之响，膀胱如火热，两肾似汤煎，以神息沉归海底，轻轻然运，冲透三关。其势如雷烈火，默默然举，周流六虚，溘溘然升上泥丸，月窟风生，眉中涌出圆光，化生玉液。如冰片之美，如薄荷之凉，降下重楼，送归土釜，即二候得药，默运周天。如子行阳火二百一十六，得铅八两，午退阴符一百四十四，炼汞半斤，周天数足即四候，别有妙用。当此之时，精神如夫妇欢合，魂魄如子母留恋，以一意守之，名曰"情来归性初，乃得称还丹"，为大坎离交媾之妙，为玉液还丹之诀，循环无端，周而复始，运行不息。今时玉液入鼎，来日玉液依时复生运用，如初前工不间，美哉斯景也，不可殚述，自然而然，吾莫知其所以然也。功夫至此，九窍如法周流，愈加精进。六根大定，夺尽天地劫运大数，方得天地七日来复。静至于恍惚杳冥之中。但见月出庚方，渐渐生圆，悬于中天，须臾捧❶出太阳，红光升入月中，与月交会成一圆，明亮红光，即真铅真汞，日月合璧之妙。即使神潜虚危穴，鼓动巽风，方得二气交于黄道，三华混一元宫，金木自然交并，龙虎自然降伏，忽时天地清朗，四无云翳，惟见规中现一黍米之珠，悬于北海之中，光明垣赫。运用天符，火数足，金液流酥，形如黍米，状若水珠，忽然一点落于黄庭之中，乃乾坤交媾之妙。众机由此而定，幻化由此而安，千百万亿之洪劫，咸由一黍之萌生。斯黍也，厥星渐大，厥色渐赫，惟定之以机，机由我立，化由机生，一机万化，信乎罔象之黍珠而变有象之真质也。《契》云：金砂

---

❶ 捧：《心传》作"涌"。

入五内，雾散若风雨，熏蒸达四肢，颜色悦泽好。

得此金液附体，十月火光不缺，息息归根，绵绵不绝，如鸡抱卵，如龙养珠，念兹在兹。念不可起，念起则火炎，意不可散，意散则火冷，俱使无过不及。操舍得中，日行二卦，朝屯暮蒙，故曰：火候六百篇，篇篇皆相似。若遇有丹火，发热在眉中，有一黑球真水收入鼎中，其热自退。十月满足，婴儿显相，移神出壳，次第行之，圣胎显化，其妙无穷矣。

附张三丰[1]祖师玄要篇摘锦

下手知时

下手先要知时。夫时者，一阳时也。非冬夏二至，非上下两弦，非子午，非朔望。但有刻有时者，皆非也。若云无时者，亦非也。乃身中生药之时便是也，铅遇癸生，是也。

安炉立鼎

安炉立鼎，其旨有三：一名偃月炉，一名太乙炉，一名玉炉。又一名朱砂鼎，一名悬胎鼎，一名金鼎。以上皆异名也。我今直指身一端正，便是安炉立鼎也。

采药入炉

采药入炉者，采自己元精、元气、元神也。谓之上药，入自己神室。所谓采者，不采之采谓之采，欲有施为，非自然也。《圣经》云：收拾者是也。

行工进火

药归入炉，当加工进火而炼之，以刚健之心而敌魔，以柔和

---

❶ 丰：原文作"峰"，据文意改。

之心而守中。又当审其老嫩，或有五分药合用五分火，十分药合用十分火也。

持盈固济

行工之时，要知止足，不知止足，则工俱废，故曰持盈。既识持盈，当知固济，铅好飞，汞好走，可不防之。圣人云：含光默默，为之固济。

丹成温养

工深力到丹体圆成，便住火而养火。经云：药热不须行火候，若行火候必伤丹，端坐定息为养火也。

调神去壳

气凝神备，药就胎圆，结成婴儿，到此地位，须要把捉而调神，只待纯熟，方可自如。经云：解养婴儿，须藉母是也。

脱胎神化

婴儿长成，如子离母，纵横天地，遨游八极，出有入无，逍遥云际，尚有危险，正要脚根踏着实地，真与虚空粉碎，方为了当也。

坐工口诀

学仙之人，但得身心闲暇，求于静处闭目端坐，盘膝不盘膝皆可。夫坐之时，外忘其形而不着物；内忘其心而不着事。惟存于守中，似存不存，似守不守，久久纯熟，自然念定，则阳气生，阳气生，则有升有降。其气生者，自腰至尾闾，直上夹脊，以藉巽风鼓而上于天谷穴，二气交合，下降舌端，如蜜之甜，款款咽纳入中宫。经曰：初时须着力，次后却如无，总知升降不明火候之数，日用工夫，三关妙用，沐浴玄机，空延岁月，到老无成。古云：神仙不肯分明说，误杀阎浮多少人，这些道理人还识，陆地神仙乱似麻。所谓天机秘诀，未敢漏泄，故欲口传心授也。

全真活法

全真道人，当行全真之道。所谓全真者，全其本真也。全精全气全神，方谓全真，若有欠缺，便不全也。若有点污，便不真也。全精可以保身，欲全其精，先要安定，安定则无欲，故精全也。全气可以养心，欲全其气，先要心清净，清净则无念，故气全也。全神可以返虚，欲全其神，先要意诚，意诚则身心合一而返虚。是故精气神，为三元之药物，身心意为三元之至要，学神仙法，不必多为，但炼精气神三宝为丹头，三宝会于中宫，金丹成矣。岂不易知，岂为难行。难知难行者，为邪妄眩惑尔。炼精之法在身，身不动则虎啸而风生，玄龟潜伏而元精凝矣。炼气之要在心，心不动则龙起而云从，朱雀敛翼而元气息矣。生神之要在乎意，意不动则二物交，三元混一，而圣胎全矣。斗柄适周天要会，攒簇火候不用时，冬至不在子；及其沐浴法印，酉时应比。

附穴名要览

内外三宝：外三宝，耳目口；内三宝，精气神。三关：上玉枕关，中夹脊关，下尾闾关。其名有数：儒名，九曲明珠；释名，九重铁鼓；道名，九曲黄河，此乃化气上鼎之正路。三丹田：上泥丸宫，中黄庭，下水晶宫。若脐下一寸三分，乃下丹田也。一寸五分为气海，即混元海也。头顶为须弥天根，眼为青女，口为丹池，溢候管气，为重楼，为玄膺。心窍为绛宫，脐孔为生门，腰眼为密户，脊骨二十四节为银河，又为上鹊桥、下鹊桥。膻中在两乳之中，为气之海，鸠❶尾在膻中之下二寸一分，中脘在鸠尾之下二寸，神阙在脐内中央。粪门为谷道，前有玉炉穴，我命为外肾，肾柄为灵根。三里在足之后廉，涌泉穴在足心。

服食篇 （三福）

服食篇引

　　昔人欲以服食为仙，即有之，犹可遇而不可为也；即可为，而第可于深山穷谷、要荒殊绝之地，始于不得已终于异获者以为之，而不可以居常日用尝试遽为之也。夫不有日用之道，即有日用之为，不离饮食之常，而穷至道之妙。盗天地之萃精发妙，以卫吾之生，去吾之患，长吾之年，如今昔高人所伦者哉。郗伦有言：欲服食当寻情理所宜，审冷暖之适，不可见彼得力，我便服之；初御草木，次石流，谓精粗相代，阶❶粗以至精者也。夫人从少至长，体习五谷，卒不可一朝顿遗之。凡服药物为益，迟微则无充饥之验，然积年不已，方能骨髓填实，五谷自断。今人望朝夕之效，求目下之应，腑脏未充，便以绝粒谷气，始除药未有用；又将御女形神与俗无别，以此致弊，胡不怪哉？故服饵皆有次第，不知其术者，非止有损，卒不得力。其大法必先去三虫，三虫既去，次服草药，好得药力，次服木药，好得力讫，次服石药，依此次第，乃得遂其药性，庶事安稳，可以延龄矣。斯言也，庶几匪幻与，乃以愚闻，广其所集，为《服食》之篇。

---

　　❶ 阶：通"皆"。

服　食

去三虫方

生地黄汁三斗，东向灶，苇火煎三沸。纳清漆二升，荆匕搅之，日移一尺。纳真丹三两，复移一尺。纳瓜子末三升，复移一尺。纳大黄末三两，微火勿令焦，候可丸如梧子大。先食服一丸，日三。浊血下鼻中三十日，诸虫皆下，五十日百病愈，面色有光泽。❶

□□□□❷

……又方　捣取汁，微火煎取五斗，下白蜜一斗，胡麻沙末二升，合煎，搅勿息手，可丸即止火下大豆黄末，和为饼，径三寸，厚半，一服一枚日，三百日已上得益，此方最上妙，包众方。

蒯道人入年近二百而少，但取天门冬去心、皮，切干末之。酒服方寸匕，日三，令人不老，补中益气，愈百病也。

天门冬丸

天门冬采得，当以酢浆水煮之，湿去心、皮，曝干，捣筛，以水蜜中半和之，仍更曝干。又捣末，水蜜中半和之，更曝干。每取一丸含之，有津液，辄咽之，常含勿绝之，久久自可绝谷。禁一切食，惟得吃大麦。

天门冬膏

用天门冬，拣去枯坏者，十五斤。以温水润透，去皮、心晒

---

❶ 自小标题"服食"起至本段，天启本缺，据崇祯本补。
❷ 本方前半部分残缺，从后文推断应为天门冬方。

干，用净肉十斤捣烂。每斤用水五碗，共五十碗，入铜锅慢火煮干。三分之二，用布绞出汁，其查❶再捣烂，用水三十碗再熬。约减大半，又以布绞汁令净。去查不用，将前后二汁合一处，文武火熬，三滴水不散，似稀糊样，取起至冷水中，出火毒三日，以瓷瓶收贮封固。每日空心，午间、下晚挑膏半盏，以滚白水调开服之。冬月用酒煮，有痰用淡姜汤调；上焦热而有痰，食后多服一次；下焦热小便赤涩，空心多服一次。果妙。能滋阴降火，清肺补肾，充旺元阳，酒色之人，最宜。常服极好。昔有王子单服此膏，连生三十二子，寿年百岁，行步轻健，耳目聪明。

服地黄

生地黄五十斤，熟捣绞取汁，澄去滓，微火上煎，减过半。纳白蜜五斤，枣脂一斤，搅令相得，可丸乃止。每服如鸡子一枚，日三，令人肥白。

又方 地黄十斤，细切，以醇酒二斗渍，三宿出，曝干，反复纳渍取酒尽止。加甘草、巴戟天、厚朴、干漆、覆盆子各一斤，捣下筛，食后酒服方寸匕，日三，加至二匕，使人老者还少强力，无病延年。

服黄精方

凡采黄精，须去苗下节，以竹刀去皮，服一节隔二日增一节，十日服四节，二十日服八节。空腹服之，服讫不得漱口。忌食酒肉、五辛、酥油等，最忌盐咸物。止粳米糜粥淡食。服时仰卧，勿坐，坐食即入头，令人头痛。服讫，经一食顷乃起，即无所畏。

---

❶ 查：通"渣"，以下相同。

服黄精膏

黄精一石，去须毛，洗令净洁，打碎蒸令熟，压得汁，复煎去游水，得一斗。纳干姜末三两，桂心末一两，微火煎，看色郁郁然，欲黄，便去火，待冷盛不津器中。酒五合，和匀服二合，食前日三服，旧皮脱，颜色变光华，有异鬓，发更改。欲长服者，不须和酒，纳生大豆黄，绝谷食之，不饥渴，长生不老。

服乌麻

取黑皮真檀色者，乌麻随多少，水拌令润，勿过湿，蒸令气偏，即出曝干，如此九蒸九捣。去上皮末，食前和水。若酒服，二方寸匕，日三，渐渐不饥绝谷。久服百病不生，常服延年不老。

饵柏实

柏子仁三升，捣令细。醇酒四升，渍搅如泥。下白蜜二升，枣膏三升，捣令可丸。入干地黄末、白术末，各一升，搅和丸，如梧子。每服三十丸，日二服，二十日，万病皆愈。

饵松子

七月七日，采松子，过时即落，不可。治服方寸匕，日三四。一云：一服三合，百日身轻，二百日行五百里。绝谷服成仙，渴饮水，亦可和脂服之。若丸如梧桐子大，服十丸。

服松脂方

百炼松脂，下筛以蜜和，纳筒中，勿令中风。日服如棋子一枚，日三，渐渐月别服一斤，不饥延年，亦可醇酒和白蜜如饴，日服一二两至半斤。

彭祖服松脂方

松脂_{灰汁煮三十遍，浆水煮三十遍，清水煮六十遍}　茯苓_{灰汁煮十遍，浆水煮十遍，清水煮十遍}　生天门冬_{去心皮曝干捣作末各五斤}　牛酥　蜡　白蜜_{三斤，煎令沫尽}

上六味，各捣筛，以铜器重汤上，先纳酥，次蜡，次蜜，消讫纳药，急搅勿住手，务令火匀，纳瓷器中，密封，勿令泄气。先一日不食，欲不食，先须吃好美食，令极饱，然后绝食，即服二两；二十日后，服四两；又二十日后，服八两。细丸之，以咽中下为度。第二度，以四两为初，二十日后服八两，又二十日二两。第三度，服以八两为初，二十日二两，二十日四两。合一百八十日，药成。自后服三丸将补，不服亦得，恒以酥蜜消息之，美酒服一升为佳。合药，须取四时王相日，特忌形杀、厌及四激、休、废等日，凶。

服茯苓酥

取山阳茯苓，其味甘美，山阴者，味苦恶。拣得之，勿去皮，去皮力薄。切炮干，令气溜，以汤淋之，其色赤味苦，淋之不已，候汁味甜便止。暴捣筛，得茯苓三斗，取好酒大斗一石，蜜一斗，和茯苓末相得，纳一石五斗瓮，熟搅之百遍，密封之，勿令泄气。冬月五十日，夏月二十一日，酥浮于酒上。接取酥，其味甘美如甘露。可作饼，大如手掌，空屋中阴干，其色赤如枣。饥食一饼，终日不饥，更愈万病，久服延年。

服茯苓膏方

茯苓_{十五斤}　松脂_{二十四斤}　松子仁　柏子仁_{各□□斤}　上四味皆依法炼之，松、柏仁不炼捣筛，白蜜二十四升，纳铜器中，汤上微火煎一日一夕，次第下药，搅令相得，微火煎七日夜，丸如小枣，每服□□丸，三，欲绝谷，顿服饱，却得轻身明目不老。

服杏仁法

杏仁一斤去尖皮及两仁者，熬令色黄，末之　茯苓一斤，末之
人参五两，末之　酥二斤　蜜一斤半

上五味，纳铜器中，微火煎。先下蜜，次下杏仁，次下酥，次下茯苓，次下人参，调令匀和，又纳于瓷器中。空腹服之，一合，稍稍加之，以利为度。日再服，忌鱼肉。主损心吐血，虚热生风，健忘；不思食，食则呕吐；身心战掉，萎黄瘦弱；服补药，入腹呕吐，服余药还吐，至死。得此方，服一剂即瘥，第二剂色即如初。

服杏仁酥

取家杏仁，其味甘香，忌用山杏仁，大毒害人也。杏仁一石，去尖皮两仁者，拣完全者，若微有缺坏，一颗不得用。微火，捣作细末。取清酒两石，研杏仁取汁一石五斗，以蜜一斗，拌杏仁汁，煎极令浓，与乳相似，纳两石瓮中，搅之，密封泥，勿令泄气。与上茯苓酥同法，三十日看之，酒上出酥，接取酥，纳瓷器中封之。取酥下酒，别封之。团其药如梨大，置空房中，作阁安之，皆如饴铺状甚美，服之令人断谷，更主万病，除诸风虚劳。

服真人杏子丹

上粳米三斗，净，淘去沙，炊作饭，干曝，研细筛下；杏仁三斗，去皮尖、双尖者，炮干捣，以水五升研之，绞取汁，末尽。先煎杏仁汁，令如稀面糊，置铜器中，纳粳米粉，如稀粥，以糖火煎，自旦至夕，搅勿停□，候其中水气尽，则出之。阴干，纸贮，欲用以煖，□二升，纳药如鸡子大，置于汤中，停一炊久，取食□□□□□□□□□□□□□。

服莲肉粥

用莲子肉三两，丢皮心净，粳米三合，和匀，作二次煮粥，空心常食，能补脾胃，养心肾。

服芡实子粥

用鸡头实，不拘多少，取粉三合，粳米三合，照常煮粥，空心常服，能益精强肾，聪耳明目。

服薏米仁粥

用薏米仁四两，粳米三合，照常煮粥，不拘时食，能补脾胃，疏风湿，壮筋骨。

服楂梨膏

用鲜肥山楂十斤去核　甜梨十斤去核　共取自然汁，入锅煎熬，如汁十斤，入蜜四两，共熬成膏。

服桂花饼

桂花一两　儿茶五钱　诃子七个　甘草五分　上锉末，桂花水为饼，每嚼一丸，滚水下。清痰降火，止嗽生津。

服梅酥饼

南薄荷叶三两　紫苏叶五钱　白粉葛一两　白砂糖八两　乌梅肉一两五钱，另研末　上为细末，入片脑一分半，研细施入，同研匀和，炼蜜和成剂，略带硬些，丸如樱桃大。每一丸嚼化，能清上焦，润咽膈，生津液，化痰降火止咳嗽。

服法制人参膏

人参清河大而坚者，四两　白檀香二钱　白豆蔻末一钱半　片脑三分，研　上用甘草膏，同煎为衣，能补元气，生津液，轻身延年。

服菖蒲方

二月、八月采取肥实白色，节间可容指者，多取阴干，去毛距。择吉日，捣筛。百日一两为一剂。以枣四分　蜜一分　酥和如稠糜，揉搦，令极匀，纳瓷器中，密封口，埋谷聚中一百日。欲服此药，须先服泻药，吐利讫，取五相日旦，空腹一两，含而咽之；有力能消，渐加至二二两。服辰巳间，药消讫，可食粳米乳糜，不得吃饮食。若渴，惟得饮小许热汤，每日止一服。在静室中，勿喜出入及昼睡。一生须忌羊肉、熟葵。又主癫癣，咳逆上气，痔漏，又令肤体肥充，老者光泽，发白更黑，面不绉，身轻，明目，填骨髓，益精气。服一剂，寿百岁。

服菖蒲酒

用五月五日，六月六日，七月七日，取菖蒲不拘多少，捣烂绞取清汁五斗。糯米五斗，蒸熟入细酒曲五斤南方只用三斤，捣碎拌匀，如造酒法，下缸密盖。三七日榨起，新坛盛，泥封固。每次温服二三杯极妙。老人常服通血脉，调荣卫，聪耳明目，壮旺气力，益寿延年。

服枸杞根

枸杞根切□石，水一石二斗，煮取六斗，澄清煎取三升，以小麦一斗干净择，纳汁中渍一宿，曝之，往返令汁尽，曝干，捣末，酒服方寸匕，日二。一年之中，以二月、八月各合一剂，长生不老。

服枸杞酒

枸杞根一百二十斤，切，以东流水四石，煮一日一夜，取清汁一石。清曲一如家醞法，孰取清贮不津器中，纳干地黄末二升半，桂心、干姜、泽泻、蜀椒末各一升，商陆末二升，以绢袋贮，纳酒底，紧塞口，埋入地三尺，坚覆土。三七日，沐浴整衣冠再拜，平晓向甲寅地日出处开之。其酒赤如金色，旦空，服半升，十日万病皆愈。恶疾人，以水一升，和酒半升，分五服愈。

服制枸杞子方

枸杞子红者，两半　檀香末五钱　白豆蔻四钱　片脑一钱，另研

上用甘草膏，甘枸杞三味末为衣，任意取用。能补诸虚，滋肾水，延年益寿。

服五加皮酒

好酒一金华坛，煮滚，入五加皮一斤，不时饮，微醺，最胜湿益人。其叶三花是雄，五叶花是雌，阴人使阴，阳❶人使阳。按五加之名，据义甚大，盖天有五车星之精也。青精入茎，则有东方之液，白气入节，则有西方之津，赤气入华，则有南方之光，玄精入根，则有北方之饴，黄烟入皮，则有戊己之灵。五神镇主，相转育成，服一年者貌如童稚气，三年者可作神仙。

服菊花酒方

家菊花五斤　淮生地黄五斤　地骨皮五斤　三味捣碎一处，用水一石，煮取净汁五斗。炊饭，细面曲五斤，拌令匀，入瓮内，密封三七日，候熟澄清，去渣，另用小瓶盛贮。不拘时限，

---

❶ 阳：原文作"阴"，据上下文改。

常饮二三杯，能令老人心清目明，疏风养血。

又服菊丸

三月上寅日，采苗，六月上寅日，采叶；九月上寅日，采花；十二月上寅日，采根。并阴干，各等分称匀，择成日制之。捣千杵为末，用蜜炼熟，豆大丸成。酒服七丸，一日三服，百日身轻润泽，一年发白变乌，二年齿落更生，三年貌如童子，至贱之草，而有至大之功。

服冬青子酒

冬至日，采冬青子一斗五升，糯米三斗拌匀蒸熟，以酒曲造成酒，去渣，煮熟，随意饮五、七杯，能清心明目，消火豁痰，黑发乌须，延年益寿。

服紫苏子酒方

用紫苏子三升，炒香，研细。清酒三斗，坛贮。将苏子纳入酒中，密封，浸七日，滤去渣。每日随饮三五杯，调中益脏，下气补虚，润心肺，利痰气。

服固本酒

人参一两　甘州枸杞子一两　天门冬去心，一两　上好烧酒十二斤，浸，春秋半月，夏七，冬二十一日。密封固瓶口，待浸日完，取出绞去渣。每日空心饭远，各饮二盏。其渣再用白酒十斤煮熟，去渣，每日随意用之。

神仙大补酒

人参　天门冬去心　白茯苓　大茴香　白术　当归　麦门冬

生地黄　熟地黄　川芎　黄芪　地骨皮　五加皮　肉苁蓉　甘草　官桂　川椒_{去目} 苍术_{米泔水浸，去皮} 川乌_{火炮去皮，各二两}　上为粗末，再取肉枣二斤煮，去皮核　胡桃仁_{二斤，麸炒去皮}　蜂蜜_{六斤，炼过}　用糯米好酒三十大壶，以大瓷坛一个，俱装在内，用笋壳封固。重汤锅内，以桑柴文武火，一昼夜，取出冷定，用酒袋压之，以小瓷瓶收贮。每日空心临卧饮一二酒杯。能治男妇五劳七伤，诸虚百损，左瘫右痪，遍身疼痛，麻痹不仁，口眼歪斜，语言謇涩，咳嗽喘急，身瘦如柴，口吐脓血，命将危困。服至一月，觉身轻体健，壮阳明目，久服百病消除，牙齿坚牢，累有奇效。合药勿令妇人鸡犬见，取天月德日为之。

秘传药酒

海桐_{米泔水浸洗}　牛膝_{去梗，水洗}　薏苡仁_{水洗，各二两}　川芎_{水浸洗}　地骨皮_{水洗}　羌活_{水洗}　五加皮_{米泔水洗}　白术_{米泔水浸二日，各三两}　甘草_{去皮，五钱}　生地黄_{酒洗，半斤}　当归_{酒洗，二两五钱}　上剉碎，入绢袋内，用好黄酒二十斤于瓷瓶内浸七日，方将药酒温热服之。上部痛食后服，下部痛空心饮，专治虚损、腰腿疼痛不可忍。

三仙延寿酒

好上等堆花烧酒一坛，入龙眼_{去壳，一斤}，桂花_{四两}，白糖_{八两}，封固经年，愈久愈佳。其味清美香甜，每随量饮，不可过醉。能安神、定智、宁心、悦颜、香口、却疾延年。

延龄聚宝酒

何首乌_{四两，去皮赤白净者}　生地黄_{八两，酒洗，用鲜肥嫩者佳}　甘草_{一两，如粉者炙去皮}　天门冬_{二两，去心}　莲花蕊_{四两}　麦门冬_{二两，去心}　石菖蒲_{二两，一寸九节者佳}　槐角子_{四两，炒黄色，十一月十一日采}　天麻_{二两，如牛角尖者佳}　干菊花_{头花，四两}　桑椹子_四

两，取紫者方熟　苍耳子二两，炒，捣去刺　五加皮真者，三两　当归二两，鲜嫩者或切去头尾　肉苁蓉二两，黄酒洗去鳞，盐炙　甘枸杞二两，去蒂　苍术茅山者佳，米汁浸，不犯铁去皮，二两　防风去芦，二两　白术二两，极白者可用，油黄细小者不用　北细辛二两，洗净　沙苑蒺藜　川牛膝各二两，用肥者去芦　人参去芦　杜仲姜汁浸一宿炒断丝　黄精各二两，鲜者　白茯苓四两，鲜嫩者去黑皮　熟地鲜肥者用八两，酒蒸　上二十七味，味味照方择净，称定分两，务要真正药材，切为咀片，装入生绢袋内。用无灰洁净瓷坛，约盛九斗酒者，将药装入坛内，春浸十日，夏秋七日，冬浸十四日，取内药袋控干听用。将药酒，每日五更服三小盅，还卧片时，午间服三盅，晚睡服三盅，但觉腹空，再服一盅尤妙。酒后忌生冷，葱、韭、蒜、鱼腥之物少食，惟有白萝卜当忌。凡无益之事少行，常要诚心致意，服者自有功效。若服一日，歇两三日，不依法者，效之鲜矣。坐夜间，还服一二次。自三十九岁服起，今经六十四岁矣，身中须发耳目并齿，精神俱备，比常自然不同。生敬此方，如爱珍宝，不可传与愚者，或不信也。

服猪肚羹

肥大猪肚一具，洗如食法　人参五两　椒一两　干姜一两　粳米半升，煮　葱白七两，细切　上六味下筛，合和相得，纳猪肚中，缝合勿泄气。以水一斗半，微火煎令烂熟，空腹食之，兼少与饭，一顿令尽。可服四五剂极良，能补虚乏气力，脾胃不足。一方，单用童便煮猪肚常吃，胜似服药。

服猪腰粥

猪腰子二对，约八两　葱白四茎，去须切碎　人参五分　防风五分　粳米八合　薤白少许。和米煮粥，入盐空心食之。能补耳聋，及补肾脏气惫。

服牛乳方

牛乳三升　荜茇半两，末之，绵裹，二味铜器中，取三升水和乳合煎，取三升空腹顿服之。日一二匕，补虚，除一切气。慎面、猪、鱼、鸡、蒜、生冷。张淡云：波斯国及大秦，甚重此法。

取牛乳方

用干地黄　黄芪　杜仲各三两　甘草　茯苓各五两　人参二两苁蓉　薯蓣各六两　麦门冬四两，去心　石斛二两　十味捣筛为散，以水五升，先煮粟七升为粥，纳散搅令匀和，少冷水，牛渴饮之令足，不足更饮水，日一余时，悉渴可饮清水，平旦取牛乳服之，生熟任意。牛须三岁以上，七岁以下，纯黄色者为上，余色者为下。其乳常令犊子饮者，其乳动气，不堪服之。其乳牛，净洁养之，洗刷饮饲须如法，用心看之。慎蒜、猪肉、鱼、生冷、陈臭等物。《本草论》曰：牛乳性平，补血脉，益心，长肌肉，令人身体康强，润泽面目，光悦志气不衰。故为人子者，须供之以为常食，一日勿缺，常使恣意充足为度也。此物胜肉远矣。

服牛髓方

用熟牛胻骨内髓四两，核桃仁去皮二两，和擂成膏，少入盐，空心食，能补肾消痰。

常服牛髓膏

人参二两，净　当归四两，净　山药四两，净　核桃肉四两，净北杏仁去皮尖，四两　水牛脊髓四两，去红筋膜　蜜一斤四两　先将杏仁捣三四百下，入核桃肉，又捣三四百下，将参、归、山药三味入内，又捣三四百下，然后以牛髓入药内，又捣三四百下，

71

方以手擦试无渣，然后将蜜炼滚数次，至清时倾入前药内，共捣三四百下。将药入新瓦罐内，以绵纸竹叶封固，入锅内，注水半锅，以物四围置之，恐倾倒也。罐口上，以糯米放竹叶上待米成饭，然后取出，放罐在高处。三日后，每早茶匙挑二三匙，调酒服，甚妙。

服羊骨方

主枸杞根，细切，一大斗，以水一大石煮取六大斗五升，澄清；白羊骨一具　上二味合之，微火煎取五大升，温酒服之，五日令尽，不是小小补益。一方：单用枸杞根，慎生冷、酢、滑、油腻七日，凡人频遭重病、虚羸不可平复，此方补之甚效。

服羊头蹄方

白羊头蹄一具，以草火烧令黄赤，以净绵急塞鼻　胡椒　荜茇干姜各一两　葱白切一升　香豉二升　六味先以水煮羊头蹄骨半熟，纳药，更煮令大烂去骨。空腹适性食之，日食一具，满七具止，补五劳七伤虚损。

服猪肪羊肝

取不中水，猪肪一大升，纳葱白一茎，煎令葱黄止。候冷暖，如人体大虚羸困，平旦服之令尽，暖盖覆卧，至日哺后，乃食白粥稠糜过三日后。用羊肝一具细切，羊脊骨膂肉一条细切，曲末半升，枸杞根十斤切，以水三大斗，煮取一大斗，去滓，四味合和，下葱白豉汁，调如羹法，煎之如稠糖，空腹饱食之，三服，慎食如上。

服羊肉粥

羊肉二斤　人参一两　黄芪一两　白茯苓一两　大枣肉五枚

糯米三合　　先将羊肉去脂皮，取精肉四两，细切豆大，余一斤十一两并药四味，用水五大碗，煎取汁三碗，绞去渣，入米煮粥。再下前切细生羊肉，同煮熟，入五味调和，空心食之。能补虚损羸疲，助元阳，壮筋骨。

服羊脊髓粥

用大羊脊髓一条，透肥者捣碎。用青粱米四合，淘净，以水五升，煮取汁二升，下米煮作粥，入五味和匀，空心食之。常用极有补益，老人常食，能补脾胃气弱劳损不下食者。

服羊五脏方

羊肝肚肾心肺一具，以热汤洗肚，余细切之。犁牛酥、胡椒、荜茇各一两，豉心半升，葱白二握去心切，六味合和。以水六升，缓火煎取三升，去滓，和羊肝等，并汁，皆纳羊肚中，以绳系肚口，更别用一绢袋，稍小于羊肚，盛肚煮之。若熟乘热，出以刀子，并绢袋刺作孔，沥取汁，空腹顿服，令尽，余任意分食。若无羊五脏，羊骨亦可用之，善补虚劳。又以水一大石，微火煎取三斗，依食任意作羹粥面食之。

服鹿峻丸

鹿禀纯阳，一名班体，峻者天地初分之气，牝牡相感之精也，书称鹿茸、角、血、髓大补益于人，此峻入神矣。

其法：用初生牝鹿三五只于苑囿驯养，按日以人参煎汤同一切药草，任其饮食。久之，以硫黄细末和入，自少加多，燥则微减，周而复始。大约三年之内，一旦毛脱筋露，气胜阳极，却别以牝鹿隔苑诱之，欲交不得，或泄精于外，或令其一交即设法取其精，收置瓷器，香则如饴，是为峻也。随人所宜，用补药如八味地黄丸、补阴丸、固本丸之类，以此峻加炼蜜，三分之一同和丸剂，或以鹿角霜一味为丸，空心以盐酒送下，能起虚瘵危弱之疾，尤捷。予之胎赢，赖此载造，愿与人人共□。

服班体

此方不拘初生，但驯养壮者一二只。按日煎人参一两，汤饮，渣和草料饲之。按用，预夜盛食，次早空心，以布缚鹿于床，首低尾昂，用三棱针一刺眼大眦前毛孔，名天池穴。银管三寸许，插向鼻粱，吮其血，和以药酒，任意。或八珍散，加沉香、木香煮食尽量。月可以度鹿无恙。若有屠家刺鹿血，乘热和酒一醉亦妙。

服耆婆汤方

酥炼　白蜜炼，各一斤　生姜切　椒汗，各一合　酒二升　薤白三握炙令黄　油胡麻仁、豉、糖各一斤　橙叶一握，炙令黄　十一味，先以酒，纳糖蜜油酥于铜锅中，煮令匀沸；次纳薤、姜煮令熟；次下椒、橙叶、胡麻煮沸下二升，豉汁又一沸。出，纳瓷器中，密封。空腹吞一合，如人行十里，更一服，冷者加椒，能补大虚冷风，赢弱无颜色。

服蜜饵方

白蜜二升　腊月猪肪脂一斤　胡麻油半斤　干地黄末一升　四味合和，以铜器重釜煎令可丸服，如梧子三丸，日服三，稍加以知为度。久服肥充益寿，补虚赢乏气力。

服油柑方

生胡麻油　淅粳米泔清，各一升　二味以微火煎，尽泔清乃止，出贮之。取三合，盐汁七合，先以盐汁和油令相得溲面一升，如常法，作馎饦，煮五六沸，出置冷水中；更漉盘上冷，乃更一叶掷沸汤中，煮取如常法，十度煮之，面热乃尽，以油作臛浇之，任饱食。大补虚劳，不食肉油面之人，用之甚妙。

服乌麻脂方

乌麻油一升　蕹白三升　二味微火煎，蕹白令黄，去滓酒服一合。百日充肥，二百日，老者更少，三百日，诸病悉愈。且冬服耐寒，夏服耐暑，不食荤为❶妙。

饵云母水方

上白云母二十斤，薄擘。以露水八斗，作汤分半，洮洗云母。如此再过又取二斗作汤，纳芒硝十斤，以云母木器中渍之，二十日出，绢袋盛悬屋上勿使见风，日令燥。以水渍鹿皮为囊，揉挺之，从旦至日中，乃以细绢下筛淬，复揉挺，令得好粉五斗，余弃之。取粉一斗，纳崖蜜二斤，搅令如粥，纳生筒中，薄削之，漆固口，埋北垣南崖下，入地六尺，覆土。春夏四十日，秋冬三十日，出之当如漆为成，若洞洞不消者，更埋三十日，出之。先取水一合，纳药一合，搅和尽服之，日三。水寒温尽自在，服十日，小便当变黄，此先疗劳气风疹也。二十日，腹中寒澼消，三十日，龋齿除更新生，四十日，不畏风寒，五十日，诸病皆愈，颜色日少，吾已验之，所以述录。

守中方

白蜡一斤，炼之，凡二升酒为一度，煎却恶物，凡煎五遍　丹砂四两，细研之　蜜一斤，炼之极净　三味合丸，如小枣大。初一日服三丸，三日服九丸，如此至九日止。

---

❶　荤为：原文作"晕用"，据文意改。

辟谷四仙方

大豆五升，洗净蒸三遍，去皮为细末　大麻子五升，汤浸一宿，滤出，蒸三遍，令口开，去皮为细末。用糯米五升淘净，白茯苓五两去皮，同上糯米一处，蒸熟为用。将麻仁末一处，捣烂如泥，渐入豆黄末，同和匀，使用如拳大，再入甑蒸，从初更着火至半后夜住火，至寅时出甑，午时曝干捣为末，服之。以饱为度，不得吃一切物，用麻子汁下。头顿，一月不饥；第二顿，四十日不饥；第三顿，一千日不饥，第四顿，永不饥。颜色日增，气力加倍。如渴饮麻仁汁，转更不渴滋润五脏。若待吃食时分，用葵菜子三合为末煎汤，放冷服之，取其药。如后初间吃三五日，白米稀粥汤，少少吃之。三日后，诸般食饮无避忌，此药欲事。

辟谷茯苓饼

白茯苓四两为末，头白面一二两，同调水煎饼面稀调，以黄腊代油，馎成煎饼。腊可用三两，饱食一顿便绝食，至三日，觉难受，三日后，气力渐生。熟果芝麻汤，米饮凉水，微用些少，润肠胃，无令涸竭。开食时，用葵菜汤，并米饮稀，少少服之。

辟谷保命丹

人参五两　麻子仁一两，炒去皮　干地黄　瓜蒌子炒　菟丝子酒浸，以上各二两　生地黄　干大枣各三两　大豆黄一升，煮去沫　黑附子一两，生用一两，炮去皮用之　白茯苓　茯神　地骨皮去粗皮　蔓荆子煮熟用　杏仁去皮尖，炒　麦门冬炒，去心用　地肤子蒸七遍　粟米作粉　粳米作粉　白糯米作粉　天门冬去心　车前子蒸　侧柏叶煮三遍，以上各二两　上同为细末，各拣选精粹者腊月内合者妙，他时不可合，日月□□不可合，如合时须拣好日□□焚香，志心修合，勿令鸡犬、妇人见。又将药末用蜡一斤半去滓，白蜜一斤，共二斤半一处溶开和匀，入白杵二千下，微入酥油，丸如梧桐子大，每服十丸，服至五日。如未日服药，隔宿先吃糯米一顿，粳米、白面皆可；次日空心用糯米粥饮送下，如路行□服，遇如好食吃不妨，要止便止，如吃些小蒸饼，烂嚼咽或干果子以助药力，不吃更妙，忌盐醋。日浚，退下药浸于流水中洗净，再服可百年不饿矣。

辟谷仙方

黑豆五升，净洗后蒸三遍，去皮　火麻仁二升，汤浸一宿，滤出，晒干，胶水拌晒，去皮，淘净，三遍，碓捣，下豆黄。上为末，用糯米粥合和成团如拳大入甑蒸，从夜至子住火，至寅，取出于瓷器盛贮，不令风干。每服一二团，以饱为度，不得食一切物。第一顿，七日不食；第二顿，七七日不食；第三顿，三百日不食。渴，即研火麻子浆饮，更滋润脏腑，容貌□常若。要重吃物，用葵三合杵碎，煎汤饮，开导胃脘以待中和无损。

救荒代粮丸

黑豆去皮，一升　贯众一两　白茯苓去皮，五钱　吴术五钱　砂仁五钱　大甘草一两　上切碎，用水五升同豆熬煮，文武火直至水尽，拣去各药，取豆，捣烂，丸如鸡头子大，将瓦瓶密封，每嚼一丸，则任食苗叶可以终日饱，虽异草殊木，素所不识，亦无毒，甘甜与进饭粮亦同。

辟谷散

山药　连肉去心皮　芡实去壳　白扁豆去壳炒　□豆去壳炒末，各二两　薏苡仁去壳，十二两　小茴香四两　粳米炒黄，二升　共磨为细末，每五钱，滚白汤调服或用白汤调蒸糕食之，亦妙。

凡远行水火不便或修行人欲得休粮，用黄芪　赤石脂　龙骨各三钱　防风半钱　乌头一钱　炮于臼中，捣一千杵，炼蜜丸如弹子大。要行远路，饱吃一顿，服一丸，可行五百里；服二丸，可行一千里。

防俭饼

栗子　红枣　胡桃　柿饼，将以上四果去核皮，于碓内一处捣烂。揉匀捻作厚饼。晒干收之，以防荒俭之用。

余见一僧化缘，但有所得，即置此四果捣烂，印于砖瑰纸包，晒干收叠柜内，一两月晒一次，积久至多，砌作一墙，人莫能知。后遇饥荒，人皆逃窜，而僧独留于寺中食此。予尝劝一富翁制此成墙，以防饥馑，行以贩济饥人，此莫大之阴功也。

长生不老辟谷丹

云南白大茯苓去黑皮，令净　定粉　黄丹　白松脂　白沙蜜　黄蜡各一两　朱砂五钱　金箔二十个　水银三钱　先将蜜、蜡、松脂于净瓷碗内溶为汁，倾在药内，以木匙搅匀，候温就大丸如指头大，用水银为衣。有死水银法，先洗手净，用水银三钱，点在手心内，以指头研如泥，见手心青色，将药三五丸搓揉后，以金箔约量摊碗内，以药丸在内摇动，使金箔都在药上，密器收贮。服时用乳香末半钱，水二小盏煎汤温送下，不嚼破。服后第三日，觉饥，以面和白茯苓末烙成煎饼，食丰饱以后，要在丹田□□饥渴，久则交过五脏，阴滓俱尽，长生不死，诸人口服并无所忌，使人添气力，悦颜容，身体健，百病皆除，救贫援苦，实济世之良方，长生之妙法，其间若欲饮食，俱不妨事。但七日之内吃食，药必随下，至半月药在丹田，永不出矣。服时，面东持药念咒一遍，吹在药上。如此七遍。毕，以乳香同送下，咒曰：天清地宁，至神至宁，三皇助我，六甲护形，去除百病，使我长生，吾奉太上老君急急如律令!!

养元辟谷丹

用黄犍牛肉不拘多少，去筋膜，切作棋子大片，用河水洗数遍，令血沫尽，仍用河水浸一宿。次日再洗一二遍，水清为度，用无灰好酒，入瓦罐内，黄泥封固，桑柴文武火煮一夜，取出焙干为末，如黄沙色者为佳，焦黑者无用，每牛末一斤加入后药一斤为则。

人参四两　白术去芦，陈土炒　白茯苓去皮为末，水浮去筋，晒干　薏苡仁炒　怀山药小润，切片，同葱盐炒黄，去葱盐不用　连肉葱盐炒，去心，并葱盐不用　芡实仁去壳　上各半斤　小茴香四两　干姜炒，四两　白扁豆姜汁炒，半斤　砂仁炒，二两　青盐四两　甘草四两　乌梅肉二两熬浓汁半甑　粳米炒黄取净粉，五斤半　上药为末与米粉、牛末和匀，外用小红枣五斤、陈年醇酒五斤，煮枣极烂，去核加炼蜜二斤半，共和为丸，如弹子大。每服二丸，不拘冷热汤水，任嚼吃，一日服三五次，永不饥。按此方实道之妙用，遇荒乱之时可以避难济饥，虽一两不食不损胃中元气。宝之！宝之！如渴只饮冷水，能安五脏，消百病，和脾胃，补虚损，固元气，填精补髓，能令瘦者肥老者健，常服为佳。

观音辟谷丹

嫩松香一斤，要择嫩乳软黏手者佳。野菊花蕊，方收蕚未开，名金弹子，晒干为末。以菊花拌松香不黏手为度，如黏手再加菊花末，同杵千余下为丸，如弹子大。每服一丸，吃凉水三口，可一日不饥。如要解，吃胡桃二个即解。

助阴养老膏

陈皮　青皮　枳壳　桑白皮　杏仁　人参　柴胡　白术　当归　白芥子　芍药　天冬　麦冬　苏子　茴香　萝卜子　三棱　莪术　大黄酒炒　山楂　厚朴姜炒　香附子　神曲　麦芽　甘草　知母　贝母　瓜蒌仁　枳实　阿胶　天花粉　青木香　渴加乌梅

肉　　上为末，以天麦二冬各搅汁慢火熬煎，少注白蜜，再煎收瓷器内，每服去一二匙，入滚白水内调散服之，能养胃健脾，化痰顺气，定喘止咳。此老年妇女及孀妇兼有滞郁者宜之，但中气弱者不宜。

大黄芪丸

黄芪　柏子仁　白术　天门冬　远志去心　薯蓣　干地黄泽泻　麦门冬　人参　甘草炙　薏苡仁　石斛　五味子　牛膝防风　肉苁蓉　茯苓　枸杞子　茯神　干姜　车前子　丹参　山茱萸　阿胶炙　狗脊　菟丝子　萆薢　覆盆子　杜仲　巴戟天

上三十一味，各一两，捣筛炼蜜丸，酒服十丸，日二，稍加至四十丸。性冷者，加干姜、桂心、细辛各二两，去车前子、麦门冬、泽泻。多忘者，加远志、菖蒲各二两。患风者，加独活、防风、川芎各二两。老人加牛膝、杜仲、萆薢、狗脊、石斛、鹿茸、白马茎各二两。无问长幼，常服勿绝。百日以内慎生冷、酢滑、猪、鸡、鱼、蒜、油腻、陈宿、郁浥。百日后惟慎猪、鱼、蒜、生菜、冷食。五十以上，虽暑月三伏时，亦忌饮水，依此法，可终身常得药力。药有三十一味，合时或少一两味亦得。宜服之能治虚劳百病，屡试得效。

太极丸

凡人五脏，配天五行，一有不和则为疾。药有五味，各主五脏，可使调和，故曰太极。

胡桃仁属木，主润血气，凡血属阴，阴恶湿，故油以润之，佐故纸有水火相生之妙。方书云：黄柏无知母，破故纸无胡桃仁，如水母之无虾也。去黄皮三两二钱，研如浆无渣，入诸药内用。

广砂仁属土，主醒脾开胃，引诸药归宿丹田，味香而能窜，如五脏冲和之气，如天地以土为冲气也，去壳先将五钱、花椒一两，拌炒香去椒不用，又用五钱不炒，共为净末一两。

肥知母属金，主清润肺金，若以降火，佐黄柏为金水相生之理，酒浸去皮，焙干二两四钱。

川黄柏属水，主滋肾水，苦以坚精，将皮剥去，用盐酒浸之三日，焙如褐色三两六钱。

破故纸属火，主收敛神气，能使心胞络之火，与命门相通，助元阳，坚骨髓，充实涩，以治脱也。酒洗新瓦焙香，为净末二两八钱。

上五味各制如法，足数和匀，炼蜜丸如桐子大，每朝夕用白汤或茶酒，任意送下。

济神丸

茯神　茯苓　干姜各四两　菖蒲　远志　细辛　白术各三两　枣膏八两　人参三两　甘草二两，灸　上十一味，皆捣筛炼蜜和，更捣万杵，每含一丸如弹丸，有津咽之尽，更含之，若食生冷宿食不消，增一丸，积聚结气呕逆心腹绞痛，口干臌胀，吐呕皆□含之。绝谷者服之，学仙道士含之，益心力□□。

八制茯苓丸

白茯苓用云南结实者佳，去皮二斤半，打碎如枣大，分作八分，听后制法　箭黄芪蜜灸六两，切片，用水六盅，煎至三盅，去渣，同茯苓一分，煮干为度　甘枸杞去蒂，用水六盅，煎至三盅，去渣，同煮茯苓以干为度　破故纸用盐酒炒香，研细六钱，以水八盅，煎至三盅，同煮茯苓一分，以干为度　何首乌半斤切片，黑豆一升煮，水五碗浸首乌三日，将汁同煮茯苓一分，以干为度　好人参六钱用水五盅，将参切片，煎至三盅，去渣，同煮茯苓一分，以干为度　真秋石四两，用水三盅化开，同煮茯苓一分，以干为度　人乳半斤，同煮茯苓一分，以干为度　肉苁蓉酒洗去鳞甲，四两切片，用水六盅，去渣，同茯苓一分，煮干为度　上将制过茯苓，入石臼内，捣为细粉，上甑蒸熟，众手为丸，如桐子大。每服四十丸。种子者，空心淡盐汤下，乌须明目者，白滚汤下。忌烧酒、犬肉。

凡修合，须用平定开成生气续世黄道吉日。先一日午时，将诸药煎制煮茯苓捣末，待次日子时完成，微火烘干，不见风日，忌孝服妇人，鸡犬，并四废六不成日。慎之！慎之！能治虚损，生心血，乌发须，明目，固精，女人滋颜色，暖子宫，调经益气。

长春广嗣丹

人参去芦　赤石脂另研　天门冬去心　白茯苓去皮　石菖蒲九节者佳　车前子　当归酒洗　覆盆子去梗　柏子仁炒　泽泻去毛　五味子　巴戟天去心　木香各一两　山茱萸去核　地骨皮　山药姜炒　川椒炒，去目　淮生地　淮熟地　川牛膝去芦，酒洗，晒干杜仲姜汁炒各二两　远志去芦，甘草汤泡去心　肉苁蓉酒洗，去鳞甲晒干枸杞子各二两　菟丝子酒洗，蒸透捣饼，四两　上二十五味，各为细末，炼蜜为丸，如梧桐子大。每服五十丸，渐加至七八十丸，空心盐汤或酒送下。服十日后，小便杂色，是旧疾出也。又十日，鼻酸声雄，胸中痛，咳嗽吐痰，是肺病出也。一月后，一应七情滞气沉痼冷积皆出。百日容颜光彩，须发变黑，齿颊重固，既老而康，目视数里，精神百倍，寿命延长。种子之功，百发百中，偶得此方，最有奇念。专治男子劳损赢瘦，中年阳事不举，精神短少，未至五旬，须发早白，步履艰难，妇人下元虚冷，久不孕者。

补肾种子黑发乌须奇方

淮熟地八两　山茱萸酒浸去核净　巨胜子　韭子微炒存性　冬青子　旱莲膏熬法在后　菟丝子去沙土净，酒浸煮三日夜，令透热，捣为薄片晒干　沙苑蒺藜如羊肾样者　覆盆子去蒂，东流水浸一宿，净干，各四两　白茯苓去皮　枸杞子甘州者去蒂　柏子仁　五加皮当归各三两　人参一两　楮实子净去皮，好酒浸，浮者不用，止三两　肉桂用一两　何首乌六两如干者，米泔水浸，竹刀削去皮，黑豆拌蒸，鲜者止用六两一个　升麻五钱　续断　莲蕊各二两　上药俱忌铁器，共为末，炼蜜为丸，如梧桐子大。每服六七十丸，或百丸，空心盐汤或温酒送下。能体肥身健，固精旺气。

熬旱莲膏法：取旱莲草，不拘多少，或百十斤，捣汁，用砂锅熬成砂糖样，瓷碟盛，晒干。

延龄育子方

腽肭脐用桑白皮一两　楮实子一两　山楂　麦冬　神曲　补骨脂各一两　黑芝麻　黑豆各一合以□□□煎水　用酒水各一半，外用酒洗腽肭脐入□□□内浸以软为度，后用竹刀削碎，去膜，用□□□□叶衬丸上，上用丸一块盖之，慢火烘干，碾碎为□听用。

巨胜子五两，酒洗净，分四分，芝麻、萝卜子、糯米、白芥子各炒一分　枸杞子去根蒂四两　人参去芦，五两　生地黄肥大沉水者，酒洗净五两　熟地黄俱依上一样　麦门冬去心，五两　白茯苓去皮心膜，乳浸晒干五两　白术五两，土炒一分，麦麸炒一分，神曲炒一分，枳壳炒一分　菟丝子酒洗净，浸一昼夜，蒸捣饼，晒干，四两　远志去芦，甘草、灯心水泡去梗，二两　柏子仁炒去壳，五两　山药姜汁浸，炒干，四两　川巴戟酒洗去心，四两　石菖蒲去芦，微炒，二两　山茱萸去核，净，五两　肉苁蓉去甲膜，酒浸晒干，五两　当归酒洗，去梢，二两　五味子去梗，二两　何首乌黑豆汁蒸一分，盐水蒸一分，米泔水浸一分，醋浸一分，八两　鹿角霜五两　川牛膝去芦梢，酒洗晒干，四两　川黄连去须，吴萸汤浸一分，木香汤浸泡一分，姜汁泡一分，酒浸一分，晒干，三两　酸枣仁去壳皮炒，二两　沙苑蒺藜炒，五两　上各制分两为末，春加姜汁、竹沥，夏加香薷、木瓜、薏苡仁煎水，秋加姜茶、茱萸、木香，冬加紫苏、薄荷、苍术、厚朴煎汁，用蜜炼为丸，每服十丸，滚白汤送下。

二仙十八宿延年益寿神丹

大何首乌，用红白种，忌铜铁器，用米泔水浸之二宿，竹刀刮去粗皮，切成颗粒，取五斤净。用黑豆一斗拣净，以水泡涨，同首乌入甑内，层铺层间，砂锅内蒸二炷香，取起，日晒夜露，又晒又蒸，共七次。去黑豆不用，又用黑牛头蹄一付捣碎，同首乌入甑蒸三炷香取出，去牛头蹄不用，俟牛膝、巨胜子同蒸，即与仙茅、白龙须、牛膝、巨胜子晒干，入石臼内，捣作细末听用。

仙茅，川中俱有，惟成州者佳，叙州群即古戎州也，以翠屏山者尤佳。八月采之，采时忌声易得，去芦叶，及附根，净洗。忌铜铁器，用竹刀削去粗皮，槐木砧上，切成颗粒，用糯米汁水浸一宿，将棍子搅动去涎毒。又换豆汤浸一宿，捞起晒干，用好酒拌湿，入甑中用砂锅内蒸，从巳至亥，以香熟味如地黄方妙，取起晒干；又用酒拌蒸，如此十次。用三斤白龙须洗净，晒干一斤，川牛膝去芦洗净，取二斤半净。同首乌入甑蒸三炷香，取出，取二，日晒夜露，择出牛膝。另取巨胜子三斤，去灰土，同首乌入甑蒸三炷香，取出，日晒夜露，择出巨胜子，另收听用。白茯苓去皮为末，用长流水浸三日，去筋膜，及浮水面者，取沉底白粉三斤晒干。用粳米二斤，泡一宿，同入甑蒸三炷香，取出晒干，去米不用。甘枸杞，去梗，取斤半净者，入人乳浸一宿，捞出、晒干听用。生地黄一斤四两净，用酒浸一宿，晒干听用。熟丹地黄一斤四两，自己取生地黄，用好酒浸拌湿，九蒸九晒者方佳，勿犯铁器。

秦当归一斤半，净，用酒浸一宿，晒干听用 破故纸六两，酒洗炒香听用 人参用上好者一斤，水浸一宿晒干用 五加皮去骨一斤，酒洗晒干听用 杜仲去粗皮半斤净，用姜汁炒去丝听用 虎骨十两，净，用酥炙脆听用 锁阳洗净，用酥炙脆听用 鹿茸四两，去毛，用酥炙听用 天门冬去心，取一斤四两，净，蜜水浸一宿，捞起晒干听用 菟丝子去土，半斤，净，用酒煮如膏，捣烂焙干，取净肉四两听用 肉苁蓉用酒洗去鳞甲，刮开去内白膜，晒干，取净肉四两听用

以上诸药，各为极细末，同前何首乌等末，合而为一，和匀，炼蜜和成膏。每日清晨用百沸汤调醇酒，调二匙，瓷碗内盖定，少顷启开，面东服之，能治急慢惊风，口噤全不能言，口眼㖞斜，手足瘫痪，筋脉拘挛，头目眩晕，半身不遂，遍体麻木，胸膈烦懑，神思恍惚，补元阳，壮元气，发白返黑，齿落更生，益寿延年，种子妊娠，返老还童。服之三年，效不可言，服之终

身，乃成地仙。

炼蜜法：上好白蜜二十斤，入砂锅内，或银锅内，炭火熬，滴水成珠，方入于药内，以松柏枝不住手搅，俟匀，待微冷，用瓷坛内收贮，封口，勿令泄气。

延年益寿不老丹

何首乌赤、白各一斤，竹刀刮去粗皮，米泔水浸一宿；用黑豆三升，水泡涨，每豆一层，重重铺毕，用砂锅竹甑蒸，以豆熟取首乌晒干，又如法蒸晒九次听用　赤茯苓一斤，用竹刀刮去粗皮，为末，用盘盛水，将末倾入水内，其筋膜浮在水面者不用，沉水底者留用。湿团为块，用黑牛乳五碗，放砂锅内，慢火煮之，候乳尽茯苓为度，仍碾为末听用　白茯苓一斤，制法同赤茯苓，亦湿团为块，用人乳五碗放砂锅内，照前赤茯苓仍碾为末用　淮山药姜汁炒为末，净，四两　川牛膝去芦，酒浸一宿，晒干为末，净八两听用　菟丝子去沙土净，酒浸生芽，捣为饼，晒干为末净，八两　甘枸杞去梗，晒干为末，净，八两　杜仲去皮，姜汁炒断丝为末，净，八两　破故纸用黑芝麻同炒熟，去麻不用，将破故纸碾为末，净，四两　上药称足和匀，炼蜜为丸，梧桐子大。每服七十丸，空心盐汤或酒下。忌黄白萝卜牛肉铁器，能乌须黑发，延年益寿，填精补髓。阴虚阳弱无子者，服至半年，即有子，神效。

任太史秘传延寿方

鹿角霜一斤　覆盆子日干❶，半斤　菟丝子半斤　余甘子去核净肉，曝干，二两，此味出建昌山谷中，七八月熟　俱为末，取鹿角胶半斤，用无灰酒化开，入前药搅匀，和为丸，如梧桐子大。每早空心酒下五十丸。

取鹿角胶法：用鹿角不拘多少，截作一二寸长，于长流水内泡洗七日夜，尽去尘垢，取一大瓷坛，用猪毛泥固外，晒干，将角入内。以桑白皮，铺地盖面，每十斤用黄蜡四两，好酒四大

---

❶　日干：应作"晒干"，下同。

壶，同装坛内，仍用水淹❶口，以桑柴文武火煮三昼夜，徐徐添热水，第三日取出角，晒干为末，即霜也。将煮角之水，慢火熬成稀胶，收瓷器内，阴干，即胶也。

益寿延年不老丹

生地黄三两　熟地黄三两，俱净用酒浸一宿晒干　天门冬三两　麦门冬三两，俱用酒浸三时，取出去心晒干　白茯苓五两，去粗皮，切作片酒洗晒干　地骨皮三两，洗净晒干　好人参五两　何首乌半斤，鲜者用竹刀刮去皮切片，干者用米泔水浸软，刮去皮切片。砂锅内，下用乌羊肉一斤，黑豆三合，量着水用，上加箅放此药，复覆盖蒸两个时辰，取出晒干　上共为细末，炼蜜为丸，如梧子大。每服三五十丸，用酒送下，清晨服之。此药千益百补，服半月一月，自觉健旺不同，常服功效不可胜言。得此方者，不可以药易而轻忽，实吕祖之仙梯也。

老君不死丹

白茯苓　大粉草各四两　川点椒　干姜各二两　　俱为末，白头面六斤　合和一处，用麻油二斤炼至花谢为熟，入蜂蜜再炼，片时，久要花谢，入煎药拌匀，木柏杵千余下为丸，如弹子大。初服每日三丸，过三七日，每日一丸。每服后，啜凉水三口，一日不饥不渴，身轻体健，神情气爽，面如童颜，百病不生，延年益寿。如服一饱，一月不饥不渴；如要食，取□□□一个，即饥。

少阳丹又名四味龙芽，虚名一百三味

一名乌嘉龙芽凡有四，采春苗、夏花、秋子、冬皮是，枸杞合用一斤为末　一名天琐龙芽是苍术拣净，用一斤，米泔换浸一宿为末　一名锦绣龙芽桑椹，用紫熟的一斤，制为汁合前药　一名百花龙芽蜂蜜一

---

❶ 淹：通"淹"。

斤，乃一百三味也　上前药，石臼内捣为细末。用新瓷盆，将椹子汁，同药末一处调匀，用细绢蒙盖盆口，放在月台净处，积受日精月华之气。煎干复为末，炼蜜为丸，如梧子大。每服三十丸，渐渐至五十丸，空心用盐汤或酒送下，日进一服。服一年返老还童，耳目聪明，头白返黑。服二年，冬暖夏凉，诸病不生。服三年，齿落更生，健步轻身，秘之！秘之！

昔日一人双目不见，服此一年即明。又海州二木匠，患疯疾，得此即愈。

□霞丹

肉苁蓉_{酒浸去甲并内膜，晒干，七钱}　白茯苓　生地黄_{酒浸□晒}，各三钱　鹿茸_{慢火酥炙十二次，另研}　雄雀胸七个　雌鸟雄鸟□二具，慢火□□焙　雄鸡肾二付，酒浸，慢火炙干，另研　上为细末，先将葱白十两净苎麻叶包裹，外用绵纸三四层，水湿，火上煨热，取起捣烂，合煎前药末，杵千余下，丸如梧子大，晒干，以鸡子十二枚，每头开一小孔，去清黄，净盛完在内，以纸壳封其孔。另将好鸡子四枚，同前十二枚作一锅，与母鸡抱，至四枚小鸡出为度。贮瓷器内，用少许铺器内，底盖固封，养七，方服。每空心以盐汤下十丸，干物压之，久久，精自不泄。欲生子，以青黛、甘草、陈壁土调水饮之。

还元丹

用黄犍牛肉_{不拘多少}，去筋膜，切作棋子大片，用河水洗数遍，令血味尽，仍用河水浸一宿。次日再洗，令血水尽为度，用无灰好酒，入瓷器罐内，重泥封固，用桑柴文武火煮一夜，取出焙干为末，甚至如黄沙色者为佳，焦黑者无用，用半斤配后药一斤。

山药_{槌碎，用葱盐炒，去葱，净，四两}　白茯苓_{四两，净坚实者佳}连肉□□□□盏，拌葱，去葱盐，四两　小茴_{四两，去枝梗，微炒□为度}上共为细末，和匀用好红枣，不拘多少，汤蒸入作丸，切勿和用面糊、米饭之类，其药不灵，丸如桐子大，空心温酒送下五十丸。初服可日进三次，久止进一服，能安五脏，消百病，长肌肤，补虚损，实精，锁固元气。

班龙丸

鹿霜　鹿胶　菟丝子酒浸二日，蒸焙为末　柏子仁去壳，洗净　熟地酒浸三日，蒸，各十两　焙干为末，上先将鹿胶用无灰酒于瓷器内慢火化开，却将胶酒煮，糊如三桑，杵二千下，丸如桐子大，每服五十丸，空心盐汤送下，或酒亦可，或有加减者，与前人立方之意，恐有不宜，此药理百病，养五脏，补精髓，旺筋骨，益心志，安魂魄，令人驻颜延年。

老龙丸 即固精还元丹

老姜半斤　胶枣半斤，去皮核　陈皮二两，去白　大甘草二两，去皮　公丁香　沉香俱要好者　白盐各二钱五分　七味为末，均捣，饭甑上蒸七次，用瓦器收，陆续为丸。大者三分一粒，小者一分一粒，日夜可含，每日止用三分，四季可服。服久，三日一蒸可也。

乌须发补元气万应丹

好人参七钱　枸杞子二两，净　蛇床子　菟丝子酒炒　石菖蒲酒浸　牛膝姜汁浸，各六两　茴香三两一钱，净　麦门冬去心，酒浸　天门冬去心，酒浸，三两一钱　熟地黄酒浸成膏，净，各八两　上为末蜂蜜二斤半炼为丸，梧子大，每服二十丸或酒或盐送，清晨服。

秘传五香还童膏

堪嗟须鬓白如霜，发黑原来有异方，不用擦牙并染作，都来五味配阴阳，赤石脂和川椒炒，辰砂飞衣最为良，茯神最养心中血，乳香分两要相当，枣肉为丸梧子大，空心酒服十五丸。七七之后君摘，管教白发黑油□，□□明目并延寿，老翁变作少年□。

赤石脂_{四两}　川椒_{去子，净，六两，同石脂炒}　辰砂_{六两，□□□甘草煎汤过，晒干为衣}　赤茯苓_{去皮，四两}　乳香_{三两，笋壳包□，去油}　胶枣肉_{一两，去核皮，取净肉，捣和入前药}　共为丸。

乌须方

用五倍子打碎，去灰，用铜锅炒豆豉，起黑色，将青布一大片，浓茶打湿，先放地上，将五倍子包裹，脚踏成饼，要看火色，莫炒太过了，称过一钱，红铜末上，好醋炒七次，以黑为度，筛过细末三分　没石子二分　明矾二分　食盐二分　上面半分　俱为细末，用极其浓仔细茶调煎，如镜面样方好，每用敷上，以皮纸包过一夕后，用核桃油染之。

秋石阴阳二炼法

阴炼之法：用童便不拘多少，每一石用缸一，复盛之，掺入清水一石和之，用皂荚煎汤一盏加入，以竹杖搅之，数百回方止，候其澄清，片时倾出，上面清的一石，又加净水一石，如前搅之。澄倾之法，一次一次其澄下者渐浓，必至十次之后，如澄样凝结成霜乃已。去水，以布帛上加纸灰，食干收起，秋石曝干，再研成，或加男乳调和，日曝夜露七日，任□或散或□，服之一年增寿一纪，此阴炼之法。涤去咸味，凡质固脱，所谓先天之气□□□不免，化痰降火之功亦不能免，若咸味之淡速之□益之功，可以并言，令人多有彼此优劣之详，予故有阴阳之辨。

阳炼之法：备新缸数只，采取童便十余石，采法惟于童蒙学堂中，用一人看守药缸，另置一小缸于药之旁，童生来便见试，其色之赤白。始出色赤，盖有火邪以混之，弃而勿用；惟清白者，取之。积有十石，移置僻处，用大锅煮炼，干则添，必尽十石，俱完干枯为度。收处如铁如石，谓之丕胎，将此丕胎入土釜，明炉火煅，黑烟秽气去尽为度，谓之退阴符，取出，用小银锅将新汲泉水煮之，无银锅，铜锅□溶化无形，滤过滴下净药，如净，泉复入银锅熬干，则成白雪，洁滢无埃，任加乳汁、红铅散服丸药，无不宜也。若将白雪之药入鼎，明炉用火煅炼，清溶霞光闪闪，结成灵丹，如璧如玉，于此可见人身之宝不诬矣！服之者得无效乎？

制鹿角胶霜法

取新打大鹿角或一二对□米泔水浸三日□□，瓷片刮去黑垢，锯为半寸长截用，新砂锅以流水浸鹿角，炭火或桑柴火三日夜。另置一罐烧热，水不时顿加锅内勿使锅干鹿角露，炭要匀，锅中沸为度，夜间须要添水。火候足，捞起角晒干，收贮，其角汁不退火□，加麦门冬、熟地黄入内烹至三分过二之干，滤去二药，将胶倾，取净器内，若不甚稠，再熬少刻，置土地上一日夜，去火毒。任用众妙方中，加桑白皮、黄蜡不过欲成其膏，然不若门冬、地黄为愈也。

炼钟乳粉法

钟乳一斤，不问厚薄，但取白净光色好者即任用，非此者不堪用，先泥铁铛，可受四五斗者，为皂贮水，令满，去口三寸，纳乳，着金银瓷瓮中任有用之，乃下铛中，令水没瓮上一寸余即得，当令如此□，使出水也。微火烧，日夜不绝，水欲竭，即添，成煖□，每一周时，辄易水洗铛，并□乳，七日七夜出之，□□乳内□钵中玉□傅格少，着水研之，一日一□，急着水搅，令大□□□汁，其乳粗者，自然□□作末者，即自作浊水出，即经□澄取其粗着底者□前法研之。凡五日五夜，皆细细着水作粉，如用□拣取曝，即更干银钵中研之，一日候，入水浇不落者佳。

黑发乌须方

黑豆五升，拣去扁破。用一大砂锅，将乌骨老母鸡一只，煮汤二大碗。无灰老酒二大碗，何首乌四两，鲜者用竹刀削碎，陈者用木槌打碎。陈米四两，旱莲草四两，桑椹三两，生地黄四两，归身四两，破故纸二两，俱为咬咀，拌豆。以酒汤为水，砂锅大作一料，砂锅小作二料。用文火煮，豆以干为度。去药存豆，取出晾去热气，以瓷罐盛之。空心用淡盐汤，食豆一小合。以其曾用鸡汤煮过，早晚宜慎乎盖藏妥，以防蜈蚣也。食完再制，但自此永不可食萝卜。服至半载，须发从内黑出，目明如少，且又能鏖战，极妙。

神妙乌须方

用麻油烟五钱　核桃脯❶一两　麝香一分，共为末，大小竹筒盛，埋冬青树下，七日化成水，将水拈须上即黑。

乌须固齿散

白茯苓　大当归　北细辛　青盐各四两　何首乌五两　小川芎　甘枸杞　没石子　荆芥穗各二两半　　上俱研为细末，再用极陈老米一升，久煮待成浓饮，取起。将前药末，尽皆入内，和匀，作一饼团，以新瓦罐盛，盐泥固封口，外用湿泥复封，投火煅炼，烟尽为度，随入缸内闷息。取出贮在潮地上，片时取出，研成极细嫩末，以铅盒盛藏。每日清晨及临睡，以百沸汤，待温擦净牙齿，再蘸药末擦牙上下，其药水不可漱去，少停一二刻吞下。更随随吐出些，抹须鬓上，日久，须黑齿固，妙不可言。但要忌三白，亦不可间断。

---

❶ 脯：原作"蒲"，据文意改。

乌须黑发神仙梳

用黑铅半斤，打一匣如腰子样。又用黑铅造成梳子一个，磨刮干净。又用榉柳叶二两，旱莲草五两，何首乌一两，五倍子一两，明矾一钱，乌豆半升，干蝌蚪一两。用新砂锅一口，将前药入内，以六七碗水，煮三炷香为度。如三炷香之前，若干，则再加水煮。以水熬成膏子，入铅匣内，再加水银一钱，制过五倍子末二钱，制过桐末一钱，以铅梳入内藏，浸六七日。后用梳梳其发须，三七可管二年。

换须妨白方

旱莲花　没石子　活猪鬃头上者佳，各等分　先将没石子入铜挑内炒黑，次将余药逐样炒黑存性，勿至成炭。然后以柳枝汁，生姜汁，磨母丁香者匀讫，研为细末。将绢筛一起，又将粗者研细，再筛极要嫩。用时以姜汁磨前药，先以白须者，将药水点记在何处，一点下，即以药点其孔眼，觉有药入孔眼内方好。须摘一根，即点一根，恐迟孔眼复闭药不能入。用点药者，须眼光入，药果入，则后生出须必黑，屡验奇方。

长发方

凡男妇小儿，头上有疮，或不华发者，用驴油、生姜汁二味，先搽姜汁，复搽热驴油，次第搽之，其发自生。

又方　用大附子一个一两重者，为末。再用乌骨黑肥鸡一只，炼取其油，搅药末搽上，即生。

生眉方

用芥菜子、半夏二味为末。以生姜自然汁，一调搽数日，生

眉黑色。❶

打阳起石法

拣选真正好阳起石打碎，用好烧酒浸一宿，捞起。每两樟脑二钱，同研一处，入固济阳城罐内，上用灯盏封口，牢密。八百眼炉上，用水注盏，先文后武，打火二炷香，冷定取开。升盏上者可用，沉重在底者，勿用。

打灵砂法

用青金，或一斤，或二斤，入固济罐中，量有半罐上用铁灯盏坐口，存一孔如箸大出烟。先用文火，渐至武火，盏内着水，炼一日住火，次日取开。灵砂尽结灯盏之下，一饼明如砵砂，是为灵砂。

升打灵砂罐式（图58）

周围同碎砖团口，高下亦随火渐渐加。

取蟾酥法 长夏时提取，大癞蛤蟆，用蛤蜊壳未离带者，合蛤蟆眉上，用力一捻，则酥出于壳内，收在油明纸上，干收贮用，用蛤蟆仍活放去，而酥复生。

制哑芙蓉法 取鲜粟壳不拘多少捣烂，以净水砂锅内熬漉起汁，又入水熬之，榨极干，查不用，只以二汁慢火熬干如膏，加入炒黑文蛤末，调和成饼，阴干。凡遇久咳、吐血、脱泄、崩、久泻不止，用之如神。世人不知有谓粟壳之药却病而已，殊不知久泻而诸药不效，至于待死，命在须臾，更非粟壳一劫之力，其孰能解千钧之危

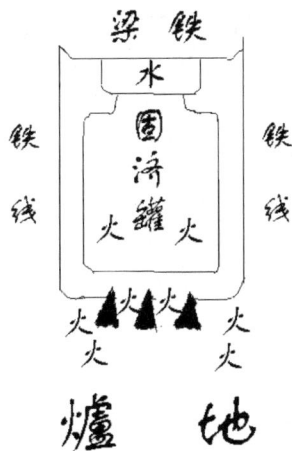

图58

---

❶ 自"乌须固齿散"至"生眉方"六方，天启本无，据崇祯本补。

也，医之用药正犹时之常变而行道者宜用之以经权一理也，然则劫药亦犹管仲之于霸也，宁不□于天子乎？

制松脂法　用松脂七斤，以桑灰汁一□煮脂三沸，□□□□中凝，复煮之，凡十遍，脂白可服。

制旱莲椹子膏法　四月桑椹黑熟，先采旱莲草不拘多少，用大者，去根，茎叶净晒干，用瓷罉微洒盐□斗，日晒干，入甑内蒸熟，曝干，捣末，或三五升，然后取桑椹汁和之作饼，曝干，再研细末。每晨用酒调三钱服，大固精神，滋阴补肾，黑须发。若□补丸，任意加入别□。

制真汞丹法　阴水炉养自朱砂，天下烧丹第一家，惟有真铅叙真汞，炼成白雪长黄芽。五金八石皆非影，万草千霜却是差。谁知神仙真口诀，无根树下羡金花。

取洁净妇人乳一二碗，入小银罐内，赤石脂固封。将锡壶盛水半壶，以银罐悬壶中，用水一锅，顿锡壶在内，煮五炷香为度，锅中水干，壶内亦干，而乳已成丹。随出丹为末，用九节石菖蒲二两，熟地黄二两，焙干，姜汁煮过，研烂和前药，用蜜为丸，如粟米大。每服三十丸，清汤送下。

采补篇 （四福）

采补篇引

余弱时尝戏为十狐传，以寓采补之功，不知者以为诲淫也。于是养圭食癸，展缩收放，一切泥水秽道，当世尚之甚。惟一三道人雅嫉之，辄诋其书，斥其人，坏其言。且曰：身中上药，精与气神，炼而服之，为道为仙，安有求之外乎是？虽然一三道人真儒也，即言玄言道，不离其经，第如世人之不获已何。夫世人之不获已者，欲其至也；而有心于道，而必不能遽绝于所以为道害者，欲其至也。左师触之说赵太后也，欲太后之不爱其子而不说，以太后之无爱其子，反说太后以甚爱其子，夫说之以甚爱其子而后，得太后于无爱其子矣。引世人于道者，何亦必不如是也。夫世人之嗜色，亦犹太后之爱子也，使之思，所以长嗜夫色，而后得其，不徒然一嗜夫色而已。则莲池在火坑朽腐，即神奇之意也。特患世人之不知也，而又以为诲淫也，不惜秘文，惟知者用之。

吕祖御敌既济真经

上将御敌，工挹吮吸，游心委形，瞑目丧失。

上将，喻真修之人也。御，行事也。敌者，女人也。初入房时，男子以手抱挹女阴户，舌吮女舌，手挹女乳，鼻吸女鼻中清气，以动彼心。我宜强制，而游心清虚之上，委形何有之乡，瞑

95

目勿视，自丧自❶失，不动其心也。

欲击不击，退兵避敌，修我戈予，似战复畏，待彼之劳，养我之逸。

欲击，彼欲动也。修，彼手来摩弄也。似战，我似战也。彼动我动矣，我反不动，而退身以避之。彼必来摩弄我阳物，我即示以似战之状，而复诈为畏怯之形，待彼之劳，以养我之逸也。

盗兴凭陵，魔兵猬臻，吾方徐起，旗旌出营，交戈不斗，思入冥冥，彼欲操刀，破我坚城，深沟高垒，闭固不惊，时复挑战，敌兵来迎，如不应者，退兵缓行。

盗者，彼也。彼之情兴已浓，其势似魔兵之猬起，我当徐徐应之，但交而不斗。斗谓动也。思入冥冥者静以待之，心不为之动也。致彼欲斗而不得，必自下动以撼吾上，吾瞑目闭气，如忍大小便，吸缩不为惊动，良久复一挑之。挑亦动也，彼必大发兴而应我。夫倘彼不应，即当退却，止留寸许于内也。

敌势纵横，逼我进兵，吾入遂走，偃仰其形，如僵如仆。敌必来凌，吾谓敌人，我今居下，汝处居上，上亦了了，彼扰我专，无不胜焉。

胜者，我胜彼也。敌兴大发，必逼我进兵，吾不可不答。遂入坤户，即退于外，翻走仰卧，如僵仆之形。彼之欲心张狂，复来击我，我遂居下，令彼在上，而诱之自动，则我专而必胜也。

敌既居高，以高临下，我兵戒严，遂控我马。龟蟠龙翕，蛇吞虎怕，撼彼两军，令彼勿罢。觉我兵惊，使之高住，勿下勿斗，候其风雨。须臾之间，兵化为水，敌方来降，我善为理。俾其心服，翻为予美，予亦戢兵，退藏高垒。

此至要心诀，重在龟蟠龙翕、蛇吞虎怕八字。瞑目闭口，缩手蜷足，撮住谷道，凝定心志，龟之蟠也。逆吸真水，自尾闾上流，连络不已，直入泥丸，龙之翕也。蛇之吞物，微微衔噬，候物之困，复吞而入，必不肯放。虎之捕兽，怕先知觉，潜身默视，必待必得，用此四法，则彼必疲，乃以手撼彼两军。撼，拈

---

❶ 自：疑为"勿"。

也。两军，乳也。使之兴浓不杀，又戒之腾身高起，勿动勿下，候彼真精降下，则彼心怠，我反善言挑战，彼既心服，而我得其美，则收敛而退藏于密矣。

再吮其食，再挹其粒，吮粒挹密，短兵复入。

此第二次行事也。食者舌也，粒者，乳也。密者，阴户也，短兵，缩则短也。复入，复入慢战以动之也。

敌兵再战，其气必炽，吾又僵仰，候兵之至，以吾兵挺，阖彼风雨，愈降愈下，如无能者。

候者，候风雨也。阖吸也，此至要之言。愈降愈下，心志灰然，如无能者，以阖之也。

敌人愈奋，予戒之止，两军相对，不离尺咫。与敌通言，勿战勿弃，坐延岁月，待其气至。心愈如灰，言温如醴，以缓自处，缓以治彼。

愈奋者，彼动不止也。予乃戒之，止而不动。彼上我下，两军也。不离尺咫者，留一寸在内，余在外也。又待其精气下降，又必我心愈如灰死。而言语须甜温，使彼兴浓，而我缓以待之也。

我缓彼急，势复大起，兵刃既接，入而复退。又吮其食，又挹其粒，龟虎蛇龙，蟠怕吞翕。彼必弃兵，我收风雨，是日既济，延安一纪。收战罢兵，空悬仰息，还之武库，升之上极。

大起，兴浓也。彼兴既浓，我当复入，深浅如法，间复少退，又必吮其舌，挹其乳，依前行动，则彼真精尽泄，而我收翕之矣。既济者，既得真阳也。一纪，十二年也。一御而得真阳，则能延寿一纪。武库，髓海也。上极，泥丸也。罢战，下马也。当仰身平息，悬腰动摇，使精气散布，上升泥丸，以还本元，则不生疾病，而长生可得矣。

为山九仞，功始一篑。匪德匪传，全神悟入。

九仞，为九天仙也。一篑，一采也。一采延寿一纪，百采百年可知也。是长生始于一贯，然非有德不传，若有德，则神全而心静，故能悟之而可行也。

吕祖采补延年秘篆

吕祖曰：心属火，火气盛，则阳事举，心气弱，则阳事蕤。虽美女百态千娇，欲战而无奈也。总然入炉，不久即泄，反输精于女子。今此术可战代十女，犹然固闭，难以笔舌尽陈。侍中曰：精者，神气之聚也；散在四肢，为气为髓，聚为气海；为精为神，相气运用，使久而不泄，此化精之妙也。今人不知妙术，妄用针灸药敷，熏洗淋渫，苦楚百般，皆不足取。今受一术，俱非此类，而通仙道，其世可得闻，请试用之。

置鼎第一

夫安置鼎器者，乃中乘之法，阴阳交济之道也。择佳治十五六以上，眉清目秀，唇红齿白，面貌光润，皮肤细腻，声音清亮，言语和畅者，良器也。若元气虚弱，黄瘦粗肥，经候不调，赤白带下，四旬上下，不可用矣。凡与之交，择风雨暄和之候，定息调停，战之以不泄之法。先徐徐摇动，令女情动昏荡，男子手扣其阴户，待滑水溢出方可刺人。上则紧哑其舌，以左手掤其右胁下，令神惊精出，吸其气，和液而咽之。更玉茎亦吸其阴精入管，如水逆流直上，然后御剑，则神妙矣。

锁闭第二

夫大锁封闭者，乃撒手过黄河之法也。凡性急之人，须半月方可闭住。初下手时，未便惯熟，倘或精泄，只是清水。初交之际，用三浅一深，渐渐至九浅一深。往来扇鼓三百余次，但觉欲泄，急退玉茎，按阴额，以右手三指，于谷道闸住。把一口气提上丹田咽气一口，澄心定虑，不可动作。少顷将玉茎复振，依前扇鼓。若情动蹲身，抽出玉茎，如忍大小便状，运气上升，自然不泄矣。

一法左手掩右鼻孔，右手掩左鼻孔，闭目正坐，待少时引口中气，吹一口，吸三口咽之。以两手紧捏拳，抵腰腹，将身掇三掇。却以手紧抱头，将身摆三摆，依旧正坐。以两手擦腿三五十下，觉身热，匝舌抵上腭。少时，用津液三咽，气觉到腰，下地直立，以臀夹定谷道，又咽三口气则止。若便去行用，只依常法，到情浓时，急以舌抵上腭，咽津一口，亦将臀夹定谷道，其精不走。如此行数次，永不走泄。若初学时，只可一夜不走泄，一日门路闭遏。交感，以手抵腰，虚送三次，手抱昆仑摆三摆便了。欲交感，以左手中指，抵龟根三下，再入炉，依旧咽津一口。但要紧夹定一尾闾，由他如何，至三五日不泄，亦不妨。要泄时，左手龟头三下，顺气一口，即泄。

御女第三

夫房中术，行至一次，身体不倦，至三次，扇鼓至一万二千八百之数，依前提身缩龟咽气一口，至丹田，急缩下部，不令走泄，第一上峰始采女子口中津液咽之。次中峰，复采乳汁吞之。三下峰，闭气蹲身如龟状，急缩下部，采其红铅，从尾闾，运上昆仑顶，散于四肢，返老还少，不生诸疾矣。

一法，凡欲行时，隔夜先将大缩砂七个，白汤咽下。次早不得吃汤水，先用熏洗药，少时用绵带子系稍紧，候物微坚，阴青翻然，不可太过。须是择炉，令妇人仰卧，不用枕头，开两股，男子前手把磨，后膝着席，先定神默想漱津，仰视眉尖。先闭❶其口，以鼻管吸气，咽入丹田，想其气已到，方垂头刺入阴门。复昂头瞑目，闭气凝神，徐徐动摇，往来之间，妇人美畅。男子欲泄一紧，以身凸向前，尽送茎物，以谷道吸七次，其精自然运化不泄。如此行持七次。但气弱者，先用好酒入盐调和，吞鹿茸丸五十丸，更加七次。盖欲伏少阴气，以助真阳。养在炉一茶时，不得泄，自然胀满作热，勿得解带。苟释其缚，

---

❶ 闭：崇祯本作"开"。

则泄阳气，无功矣。七日一次，行满七次，其功久久则成饱健矣。

精气第四

凡人论成功，止其不泄，未足为奇，要在还精采气，斯为大道。凡扇鼓至千百之数，女有阴交三穴，一两乳，二两胁，三两肾也。往来扇鼓之际，候其声娇色变，眼慢口合，手冷心烦。彼时急缩下部，蹲身如龟，其化中津液，自我灵柯吸入，合自己元阳，从尾闾夹脊透上泥丸宫，再降入丹田，滋养真气，岂小补哉。盖女一身属阴，惟津液属阳，故曰：水中铅，阳数也，又名为红娘子。男子一身属阳，惟精气属阴，故曰：沙中汞，阴数也，又名为白头翁。红乃为铅，白乃为汞，真液相合，撒上泥丸，则齿发不落，面颜如童矣。

金丹第五

凡采择时，先用绯线折回耳门，比之鼻窍，然后将绯线留周围颈项，如不大一米，未发也。研乳香半钱，调好酒一盏吞下，煮羊肉四两，令女先服。三五日一浴，或半月一浴。候天气晴明行之。于此诱合，候其情动，温存抱定，缓入阴户，向前进一寸三分，其液自吾柯穴入腹内，宝名曰返圣胎。

呼吸第六

凡交战，先须端坐，定气凝神，以鼻引清气，口呵浊气一二口，节次叩齿，舌搅华池，咽液，行导引之法。然后将玉茎款款攻刺，候他情动，掐取彼右手子❶纹，咂住他舌，取他津液一口，仍吸其气咽下，把定神气不走，缓缓入炉。若欲长大满炉，以聚

---

❶ 子：通"指"。

气为法,次掐其第三中指文❶,用九浅一深法,行三十五次,或百次。再依前法,掐手指纹,取津液咽下,再进百次又取之,如此数次,妙不可言。如要不漏,频频出炉,缩胁提吸,或七九次,鼻内出气,或三五口。再若紧急,提吸不住,用手于尾闾穴关截,自然不泄。则玉茎常坚不软,非但阳欢,抑且女畅。凡采取之际,候女人情动,阴门张开,津液流溢,男子以静待动,不可深入玉茎,上则咂住舌尖,华池津出急接吸咽之,如此采战,自然两情适矣。如欲退罢,即掐第三纹,吸虚空清气三口咽下,然后出炉。亦不可便睡,起而端坐,升身吐纳二三十口气,用黄河水逆流法,运归四肢,使安静方睡。如欲再战,复依前法。若要女子精气不损,行事时,还与他三五口气,令他接之。每一口气,分作三口咽之为妙,倘不还气,恐他黄瘦夭丧。但行此法,数日后,看精神如何,如有怀妊,但以种子之法,顺而行之,一战成功矣。种子法见后

展龟第七

夫欲展龟身长大者,常于子时后,午时前,静室中,披衣端坐,凝眸静虑,常令腹中饥空,空则气血流通。仍集中乘导引法,闭气咽津,送下丹田,存想运至玉茎。以两手搓热如火,用一手兜托外囊,并握玉茎,一手于丹田脐下腹上,左转摩八十一数致至。如前法,右转九九之数,乃咽津液,存至玉茎。用手将玉茎如搓索,不记其数,如此行之,久久自然长大也。

搬运第八

凡行事毕,每日平旦,直伸两脚,左右压定,闭目,用两手攀两足头,九次。极力闭气,将身摇动,止许鼻中微微出气,令匀。凡行三五次,面如火热,乃是真气上升泥丸矣。即以两手搓摩面项耳目,手时热,则放关矣。

---

❶ 文:通"纹"。

一搬运毕，仍平身仰卧，直手舒脚，以头着枕上，脚根着床上，身体皆悬空，极力摇动己身三五次，则精自然升上泥丸矣。噫，精为养命之本，悉宜知之。

流通第九

凡器既具，用黄河逆流之法，而奈战。每与之交，进退迟速俱至，行九浅一深之法，先行子午流通一次，使气脉通入炉。后缩起腰身，闭气不出，卷舌抵腭，以睛上视，用手扳拿如钩，频频咽气，以候心定。若气极，轻呵出之。掩耳闭气，存想气从夹脊上脑后，入顶门，散于四肢百脉。

子午流通歌曰：面南正坐潜衣床，呼吸调匀静取浆，吐纳二句令四数，咽精一口至三阳。轻嘘复搅华池水，鼻引清气入小肠，晨起空心行九次，七朝功满达仙乡。

六字第十

昔黄帝暗垂密旨，深达玄机，恐后代学道之人，急于色欲，伤其性命，则示阴丹之诀。夫阴丹者，御女采气之术也。阳丹者，服之而升仙也。知妇人之本意，补泄损茎者，当交接之时，定其身心意不动，则女情自来，女若定其心意不兴，则男情自来也。神者气也，神固则气完，气尽则神去，交接之气，心定则为一补，气泄则为一损，故男子百补而一损此之谓也。经曰：保养灵柯不复枯，闭却命门守玉都。灵柯者，上舌下茎也，玉都者，上口下阴也。玉浆上下俱流液，故号玉泉。彭祖曰：以人补人，真得其真。老子曰：强入弱出，命当早卒，弱入强出，长生之术。是以夫妻有化生之道，阴阳有补益之机，且心为气主，意到即行。故男情不动，女意未来，阴户初开，别有消息，采其阴中之气，以助阳丹，则可永保性命。却老延年法之要妙，在于六字之诀。此六字，各有次第，不得颠倒。言存便缩，既缩便吸，既吸便抽，既抽便闭，既闭便展，其序不乱，而功莫大焉。

一曰存者。交媾之时，存心物外，虽交合不可着意，要在体交而神不交，若着意，乃是神交，而精气易泄矣。惟不着意，纵然走失，亦不多矣，但当停浊去清耳。当此之时，急用缩胁提吸，此名曰存，能久而行之不倦，并无漏泄之事。瞿仙曰：夹脊之骨，前有二穴，右命门，左肾门，即腰眼间也。汞气❶从此出，采取之时，觉汞欲出，急定心意，存想汞气，自尾闾上入泥丸，良久用抽缩之法制之，纵走无害。能行此则气汞自干，自然成宝矣。

二曰缩者。交接之时，缩胁提吸，运气上行，不令顺下，气下则泄。若泄之际，如忍大小便状，灵柯渐退半步，提吸口微吁气，咂定女舌，取他津液咽之，搂定，又吸他气一口，送下丹田，直入灵柯，三五次，渐渐龟形状大，不泄矣。瞿仙曰：采取之时，真汞欲来，便用力缩下如急忍大便状，兼存想命门，将灵柯移种浅土寸半，良久汞乃止。然后正坐竖膝，抱玉山之顶，急拍山腰，口含山龙，待山云气兴作，此是阴气上升，山气发泄之候。当此之际，感之于中，取之于外，急取山上华池之水，咽下丹田，三五十度至百度，后用抽吸之法。

三曰抽者。交接之时，缓缓进步，不可深，不可急，常抽退步，吸接津液。一抽一吸，以我鼻吸他鼻出气，候其气喘急吸咽之。不可以口吸，口吸伤脑。抽吸数多，玉茎自坚，神气壮盛，快然乐矣。瞿仙曰：慢进徐退，待气至，宜进退，上下相应，一退一吸，惟多为益。吸不可开口，鼻引出气入脑为妙，行之龙气刚劲，进则次，退则吸。

四曰吸者❷，吸他真气精液。想玉茎如受气之管，采取之时，上以口鼻吸其津气，下以青龙吸其液水，存想入我管中，上下一齐俱吸，勿令颠倒。一抽一吸，如管吸水之状，但能依此采取，则颜色光泽，精神自然清爽矣。

张仙曰：当吸之时，闭口咬牙，努目上视，吸气一口，重重尽力，提至泥丸，待时其精化气，反本归元也。

瞿仙曰：想灵柯为受气之门，鼻为天门，与之相应，肾为命

---

❶ 气：原文作"器"，据崇祯本改。

❷ 者：原文缺，据文义补。

门，亦与天门相合，一时齐吸，不得颠倒。如吸得彼此腠理既和，此阴阳感畅之候。想其赤黄气入灵柯，约至精室，入气海肾堂，与阳气直透泥丸，其时鼻与灵柯一齐吸，但一退一吸，使气如筒吸水样，自下而上，妙在数多。如得彼赤黄气，便觉气热如火，得其一度气者，可延一纪，应天地一周之气也。如采取数多，觉山色渐凋，即便易之。

五曰闭者。交垢❶之时，须当紧闭命门。命门通天关，天关通命门肾府，若命门与天关不闭，则脑气下降，至命门肾宫流入琼台，则易泄也，然后化为金精矣。若闭固而不降于琼台，则永无漏泄之患，精既不泄，自然坚硬，可御十女不倦。

张曰：动作时，不可开口出气。口是天门，下与命门相接，若封固不牢，则失神败气，其精易泄。且行功之时，五字相连，缺一不可。若弃存缩，而难以行其功，舍抽吸而难以得其物，四者虽备，而不急于封固，则又得而复失矣。瞿仙曰：动作必闭口息气，封固华池，以鼻引彼气，上升一派丸，一润元海，存泥丸中。有红日一轮照耀光中，有仙子素衣黄裳，瞑目而坐，以舌抵上腭，存之使气逆流归元海。

六曰展者。交之时，缓缓入炉，上采其津，搅漱我津液，吸他一口气送下，循至丹田，运入玉茎。三五次或七九次，觉龟身森然长大，筑满阴户，号曰展龟。但觉阴户紧窄，乃其验也。既满宜缓，不可急躁，交之久远，使情欢意畅，美不可言。若采之既久，觉容颜销减，即换新鼎，不可强行也。

张曰：此操演法，男女相交，而两将相敌，女人自有不战而胜，静以待动的手段。男子一见的牝户开张，先神魂不定，不待战有几分败势。又目灵龟发作的头上如镜一般，一入炉，不数合便输了。盖不曾经传受操演过，若有传受，龟自然坚硬粗燥，有何惧哉？

---

❶ 垢：通"媾"。以下皆同。

碧霞采补长生秘要

碧霞真人曰：夫金银损坏，以金银补之，人之损坏，以人补之，今撮要之言，乃一生之受用，久而行之，却病延年，渐入仙家矣。秘诀仙传，非人勿示。

修真养气第一

凡修真养气者，省言语养内真，寡色欲，养精气；薄滋味，养血气；咽津液，养肺气；慎嗔怒，养肝气；节饮食，养胃气；少思虑，养心气。若学道之士，依此行之，可使气壮神完矣。

房中补益第二

经曰：以人补人，真得其真。老子曰：若欲长生，当须自生，房中之事，能生人，能杀人，故知而能用者，可以养命，况兼服药者乎。男不可无女，女不可无男，不可强而闭之，若强而闭之，则意不能不动，意动则神劳，神劳则损寿，若梦与鬼交，其精自泄，则一泄当十也。

择炉炼丹第三

夫鼎者，烹炼神丹之器，温养真气之炉也。须要不曾生产美妇，择取眉清目秀，面白唇红，发黑鼻正，肥无余肉，瘦不露骨，肌体细腻，语言清爽，无口气体气，崩带白浊者为妙。若鼎肥者，气脉不通；瘦者，骨乳精少；劳者，津液不足；病者，阴毒伤茎。切忌垢面蛇形，雄声雀步，马口黄发，阴毛粗多而逆生者，交之则损矣。

戏弄女精第四

夫仙人玉女，阴阳配合，何曾漏泄。今人不务女情感动其真气，只求一时自己之快乐，玉茎才入阴户中，女情未动，男精先泄，自取衰败，终身不省，可不惜哉。凡与妇人交合，先须温存怀抱，咬咂唇舌，玩弄两乳，将玉茎与女戏弄，男以手指深入妇人金炉，候有淫水流出，此乃妇人阴情动矣，方可对炉交感，依法行功。此乃阴家先输之验，慢慢攻之，使气不喘，而神自定矣，岂不美哉。

男察四至第五

夫玉茎不强，血气未至；强而不振，振而不硬者，骨气未至；硬而不热，神气未至；心欲而兴不美者，意气未至❶。凡男子与妇人交合，必待强而振，振而硬，硬而热，察其四气至行之，若一气未至，即不可交。

女审九到第六

夫女子未合之际，默咽津液者，意气到也；将身抱人者，骨气到也；强力动人者，筋气到也；两目尖频视者，肝气到也；握弄玉茎者，血气到也；摸男两胁者，肉气到也；两鼻气蒸者，肺气到也；身不动摇者，肾气到也；滑津出者，脾气到也。凡九到全，方可交感。

交合取胜第七

凡遇美色者，心虽爱恋，当自逆于心情，则与不爱者相似，必须按定心神，用玉茎插入炉内，慢慢浅深，往来行五七十次，

---

❶ 至：原文作"血"，据崇祯本改。

以至百次，当可歇住。须要定心，再依前行五七十次，至二三十次，觉妇难禁温存，必先泄也。此时正好用功采取，须再依前法行之，若自己微觉情动，将玉茎抽出，如龟藏体，六物皆缩，闭口吸气，一把提起，自然不泄，还精补髓，乃阴输阳胜也。慎勿进之太深，若急速太深，则颠倒五脏。强忍情欲则精流入肾胞，令人外肾冷痛，阴汗浸润，更生小肠奔豚气、膀胱气、疝气是也。诀曰：凡行功时，鼻内微微吸气，渐渐出气，但觉喘息，便宜歇住，俟气调匀，可再依前法行战。然战不厌缓，采不厌速，如此有益，慎而行之，不可忽也。

采炼太和第八

夫采炼太和者，只可以调马牧牛，若妇人先泄，目螟身颤，面赤颊红舌尖渐冷，鼻孔开张，口闭气粗，肢体不收，神思恍惚，阴穴脉动，滑津流溢，此其先泄之验也。男子当此之际，心定意静，上采舌津，中采蟠桃，下采月华，采而得之，行提运动，自尾闾穴两道，运气贯上夹脊，透至双关，上入泥丸宫，流转入口，化作琼浆，咽下重楼，入丹田，起火煅炼，此谓黄河水逆流也。老子曰：玄牝之门，为天地根。又曰：采得归来炉里炼，炼成温养作烹鲜。阳衰阴养，树衰土培，此法仙人口口相授，慎勿轻泄。

惜气养精第九

夫惜气养精者，人之大要也。天有三奇，日月星；地有三奇，乙丙丁；人有三奇，神气精。若有人存神固气保精，则百病不生。须要保惜，不可轻泄，若轻泄其精，如以珠玉投于深渊，当能再得？可不慎乎？经曰：精养灵根气养神，此真之外更无真，丹田一粒菩提子，谁肯轻轻泄于人。盖男子以泄精为乐，不知精泄之后，玉茎衰怯，身体困倦，不能再举，有何乐也。若固济根蒂，闭而不泄，日夜交合数妇，采取其精，情畅神爽，爱慕之情，不能休息，又能补益朱颜，身轻骨健，延年益寿，以此观之，孰为乐乎？问罢，玉蟾子曰：房中有法炼阴丹，阳得阴兮大壮颜，补得脑实骨轻健，百年如此转轮环，盖人之一身，本无储精之所，但脑气下降，即为精矣。

洗心全神第十

失心者，神之舍也。心静则神安，心动则神疲。神者四肢之主，能少思虑，省嗜欲，扫除杂念，湛然不侵，则神自全，神全则身安，身安则寿永，是乃修身之大要矣。

三峰采战秘诀

上峰，名曰莲花峰。未交感时，以两手擦热抱妇人腰，以口就妇人口，轻轻顺妇人舌尖，四十九咂，觉口中津液咽之，以左右手，揉自己胸三两下，仰卧，令妇人身在上，抱妇人腰背，以口顺妇人舌尖，如冷，尽力咂之。其妇人觉无意思，却令妇人仰卧，以茎物入炉，徐徐彻彻，却用舌抵上腭，目视天关，但用其功，只是不泄。明目聪耳，且壮气力。

中峰，名曰玉炉峰。和五脏，调脾胃。令妇人仰卧，以手纳其阴户，觉妇人情动即以两手抱定妇人腰，□口先于左边奶上，一气轻咂三十六，咂了，□于右边奶上，轻咂四十九次，觉口中津满，咽之。待少时，却就床上将自己左足先伸定，却坐，起坐，将两脚伸直；复以左手扳右足大指，又以右手扳左足大指，如此着力三次，放了。却仰卧，手擦胸三两次。少待，却以阳物入阴户依常法交接，则精不走，养肌体，悦颜色，补内损。此法四时用之各有次第，如春采乳，则以左边咂四十九，右边咂三十六，咽之；夏则左边二十四，右边二十一，名瑶池浆；秋则左边三十七，右边二十九，名金液浆；冬则左边三十一，右边二十三，名玄□胶。数不可多，多则损妇人，无乳亦不妨。

下峰，名曰玄门峰。此则巨富相敌，妇人情欲淫水荡漾，或遇阴候正来，交感时，觉妇女情兴正浓，却以手抵妇人腰眼，一二抵，觉情尤正却徐彻之，看茎物上，有血丝带，名金丹药，当用金银蓖子刮下，安在器中，或罐中，空心用温酒送下。又一法，淫水多者，用干蒸饼，挹其阴户，丸如梧桐子大，朱砂为衣，空心酒下三十丸。贵人多不用，不知此方，大有功效，却高如莲花峰法。盖阴极阳生，大补精髓，令人肺肝常清，精神不杂，久而行之，可以通神入仙。人多用玉乳峰，亦可延年不老。

臞仙曰：凡采战之法，采一女，益一人，十女者延年，百女长生不老。遇交接玉茎欲泄，不可令妇抱腰，乃频接女人津液咽之，不可令其手触腋下，则令人气散，皆是采阴之法。每交接以三五十六者，则止，令女呵浊气七口出之。次将口压定女人口边，再令女呵清气一口，用舌入女人舌下，接其气咽。海蟾云：若要长生不老，须定还精补脑。彭祖曰：数欲交接则数愈多，功愈久，皆以不泄又能御女，十二不泄为闭，则红颜悦色，凝神快意，若御九十三女而不泄，年跻百岁。精少则疾，精尽则死，可不慎欤？《子都经》曰：旋泄之法，切须忌弱出强入，纳玉茎于琴弦凌齿之间，如红大，便止。弱纳强出，长生之术，强入弱出，其命当卒，此之谓也。刘景道人云：春月三旦一泄，夏秋一日一泄，冬则当闭。盖天地终藏，一阳未复，盘结蕴固，冬月一泄，其忽诸乎？蒯道会云：人年六十，便当窒欲，若得术而御之，则可以自度；不辨，绝之为上，服药百种，舍此而永生也。

戒忌十段锦

大戒 忍尿行房要作淋，尿头行房大损神，水火行时须且待，徐徐插入力须均。

防伤 莫令玉女抚腰堂，吞下男精忌女伤，两手脉经休被起，拍郎双肾切须防。

戒急 女意未动休急欢，四肢皆硬内门干，更兼悲喜忧惊后，犯者男伤女不安。

忌饥 肚饥交感百神悲，气出神昏五脏衰，此是仙家名百福，一交胜似百交疲。

忌饱 大醉大饱俱独宿，免教五脏背反覆，喘呕晨昏吐血涎，未免疮痍生手足。

忌交　休依瘦病生新疾，产后之炉损丈夫，年少若教亲老妇，阳衰阴盛是危途。

交感　十分只可入三分，来往时时把乳吞，出入往来将百步，急须着力送连根。

两伤　女垂男仰两相伤，大怕浓精入肾肠，女病成劳难救治，男伤渐渐觉萎黄。

指迷　意懒莫强战，强战生百损，渴后食凉浆，温时切莫饮。

感毕　战罢须当便养神，就床端坐咽津频，瞑目看心耳听肾，自然神气复调匀。

素女论

语曰：一女可敌十男，一男难敌十女，何也，男情易动，则易灭，如渴得浆。女情难动，则难灭，如热得凉。且如男子兴来便上马，兴阑精走泄矣，岂知妇人情怀未畅，其心似炎，得凉风，则力健意浓，男子无力，岂能遂其乐哉？盖男子以妇人之乐为乐，妇人既不乐，男子有何乐？初交时，切不可性急，须抱搂着，澄心把定，如不经意，一般待他情动，方可用事。此时妇人如涸鱼得水，战力不乏，往来不可速，亦不可着体用力，如欲泄，出炉以易其心。如茎弱再战，一般出炉数番，妇人眼慢，四大不举，方是战力之功。交接之际，不可付舌尖津液，斯时，阳气奔盈于上，如与舌尖津液，则元阳气盗，不久尪羸。若妇人情急，气喘乏，语言娇细，方可采求津液，吮他舌尖，于舌上下，用力大吸阴气一口咽之，以补元阳。临美之际，不可深，深则津液太过，必至痨瘵。但遇交接，暗数往来，九浅一深。下马仰睡，用手于胸肚上，揉擦五脏还位，及均匀于气，亦不可缩脚而卧，免致下疾。次早起来，便以养神法助之。望东方取气三口咽之，用手随气亦擦至丹田，三存三跳，伸缩提掇百骨，插手过头，坠手合掌，热索脸，出气三口，背手擦牙，井花水半口灌漱，以舌团搅作丸咽下，乃名神水，火能助阳，然后洗面漱洗。

投好得人

夫贪者赠以财，淫者调以言，滥者益之以伟物，好俊晓之以聪明，好丽娱之以声色，凡五者，由基之杨叶也。

阴中八遂

一寸琴弦，二寸菱齿，三寸婴鼠，四寸玄珠，五寸谷实，六寸愈鼠，七寸昆户，八寸北极。

交合九势

第一龙飞势。女子仰睡，男伏腹上，据股含舌。令女举其阴物，受男子玉茎，刺其谷实，和缓慢摇，行八浅六深之法。阴乃壮热，阳乃刚硬，男乐女欢，两情畅美，百疾消除。

第二虎行势。女子跪朝低头，男踏后抱腰，入玉茎，叩阴户之中，五浅六深之法。阴若开张，阳气出纳，男舒女悦，血脉流通，消除烦闷，益于身心，颜色奇异。

第三猿搏势。女开两股，男子腿坐其上，阴户开张，乃入玉茎，九浅五深之法。快乐尤甚，津液流通，百疾不生，神清气爽也。

第四蝉附势。妇人覆耳，直伸左股，曲右股，男跪后，玉茎刺入，叩其玄珠，行七八之数。女阴火张，快乐即止，阴阳顺通，自然和美。

第五龟腾势。女子伸卧，男子托起女子双腿过乳❶，入玉茎刺其谷实，女情自动，男精施泄，阴壮热，自然身觉酥矣。

第六凤翔势。女人仰卧于床，自举两股，男子以两手按床，深入玉茎，刺其阴户，使玉茎坚硬，阴户壮热内动，女子自摇九浅八深之数。男女深悦，乐情过加，诸疾不作，此得阴之妙也。

---

❶ 乳：崇祯本作"耳"。

第七兔吮势。男子仰卧，直伸两股，女反坐男玉茎上，面向男足，两股在男腿边，按席低头，女握玉茎入阴户之中，刺其琴弦，玉茎坚硬，行七浅八深之数，津液流入女户之中，女阴降接，徐徐抽动，自然美矣。

第八鱼游势。用二女子，令一女伏其上，一使二女相合，亦效男子法，男子坐看女之行，使淫心兴起，玉茎硬大，二女自来执茎入内，男睡女坐，津液流通，自然美畅。

第九鹤交势。男倚于床，女手去挽男颈，女以左足丽床，男以右手托女左股，女负男肩，两手紧贴，男执玉茎朝入菱齿，中其谷实，轻摇慢动，九浅十深之数，阴阳交媾，流注津液，淫欲情性，自益男子，百病消除，颜色红满，自然快乐矣。

锁关十要

一散精。行功毕，两手如弯弓，左右三次，手兜膝，则精自散四肢矣。

二驾河车。以两手搭项颈，左右手搭谷道，挺身吸气三口，精自升降矣。

三转运。平身吸气数口，令腹中有声，其精自入丹田，依法固守。

四定想。平坐，吸气七口吞下，通诸窍矣。

五辟阖。九浅一深，一吸一嘘。

六关锁。行功时，觉精动，两手握双拳，足如钩，背如龟，腹胁吸气一口，其精自逆上泥丸宫。

七采取。上采舌津，中采蟠桃，下采月华，退灵柯半寸，缓缓吸气七口，如竹吸水。

八拣点。每早未语时，呵气热手，揩三转九擦两脸，摩动腰间三十六次，其精自然运矣。

九服药饵。十补丸，取枸杞天之精，熟地地之精，甘菊日之精，白苓月之精，天冬星之精，菟丝金之精，官桂木之精，苁蓉水之精，汉椒火之精，石枣土之精。各等分，遵法制，细末。酒糊丸梧子大，每服一❶十丸，空心盐汤下。

十沐浴。九香汤，遇晚淋洗，上床助阳真气。蛇床、地骨、紫梢、紫荆、防风、杨梅、甘松、藿香等分，㕮咀，煎水于盆内，热手不住洗。

男子六错

一忌三元节。庚申、甲子、伏腊、本命元辰、朔望、弦晦。

二忌作干劳困。气力奔冲，远行无力，才下车马。

三忌连日饮酒。久病初安，元气未完，忿怒惊恐。

四忌言语过多。交接频数，行早卧迟，观玩劳倦。

五忌神庙、迅雷、烈风、日月、星辰之下。

六忌大寒打颤、大热汗流，大饱伤心损气，大饥大醉，无力主张，心中好欲，久淫不止，津闭不出。

以上皆不宜交欢，静而守之。须择日，必阳上半日，阴下半日，甲日为阳，乙日为阴，余仿此。专忌子前，乃阳生阴盛之时。凡交须饮酒一二杯，或茶一盏。忌晚饭夜食。使气脉流通，精神清爽，然后两意相孚，战不衰矣。

女子五迷

一皮粗肉燥，口大声雄，形容憔怅，体气发焦，崩漏带下。

二痨瘦黄弱，白癜风疥，久病方愈，气脉不全。

三肥胖笼东，大瘦如柴，阴贼妒忌，狠毒不笑。

四年及四旬，生育过多，皮宽乳慢，有似猪胞，阴户毛粗。

五形质不全，跛足眇目，耳聋喑哑，弩臂突脐，龟背豺身，蛇行雀跳。

以上犯者，俱不可交，须知爱护精气，休亲恶炉，以致悮❷害也。

---

❶ 一：崇祯本作"二"。

❷ 悮：通"误"。

四季养性

春季朔日面东平坐，啮三通，附气九息，吸震宫清气，入口，九数吞之，以补虚损。烹青龙之鬼，致二童子之馔，此养精之妙。

四五月清旦，面南端坐，叩金梁九，漱玄泉三，清思注想，吸离宫赤气，入口三吞之，闭气三十以呼之，填其虚府。

六月朔，及四季末旭日，正坐，禁鼓五息，天鼓十二通，吸坤宫黄气十二咽，以补呼之损，敛玉液之休，以致神气风之味，使补脾以佐神也。

七八九月朔望旭日，面西坐，鸣天鼓七，饮玉浆瞑正心，吸兑宫白气，入口七吞之，闭气七十息，补泻气之致也。

冬季面北，平坐，鸣金梁，饮玉泉，三吸玄宫，黑气，入口五吞之，以补呼之损。端居静思，吸黑三吞之，以益胆之精。

子午进火运火

每子后午前，及五更初阳盛时，就榻上，面东，或南，握固盘坐。或仰卧高枕，伸足舒腰，澄心内顾五脏，仰面合口，鼻引清气，一吸莫令耳闻气，极伸腰徐徐咽下，存气直下海门，开以双手，压缩谷道。一缩，次开目上视，口呵浊气一口，上升天谷，存气直上顶门。气即上，随待口中津液，聚玉泉关气，耳热，即闭口，仰面凝神，一咽中正，三咽而止，直到丹田，入海门关。再缩谷道一缩，将阴手擦龟身，如是十一次，是一周天也。

精妙要机

金鼎欲留珠里汞，玉池须下水中铅，口口气吸进玉茎，至阳跷穴，到阴跷穴，至尾闾，河车搬运至夹脊双关，怒目上玉枕，至昆仑，下玉池，紧闭任督二脉，上鹊桥之呼，下鹊桥之吸，不

可不知，漱津下重楼，纳丹田气海，此段工夫，须行走坐卧，不可间断，不止子午为然也。（图59）

玄关要言

昂头并仰气，鼻吸引清气，觉下到腰间，徐徐咽真气。一举行七番，将身直立地，用手胸前摩，连呵七口气。两手紧捏拳，抵腰却闭气，一低一仰天，脚根硬踏地。渐觉腹中满，蹲身以着地，一口一身蹲，如此七番止。用面仰其头，用肩掇其背，如此行三番，用气送脐下。虚送十数番，柜子须用者，徐徐待少时，茎物坚竖起。用手提衬具，入炉养刚气，少刻硬如枪，有琛并结坠。再行大如拳，铁杖应难比，此是神仙法，不可乱传世。事尽功已成，遇经亦无气，功若未成时，未可便轻弃。阴阳交媾浓，漫漫而已矣，来往二百番，泄精无滓腻。保养固丹田，饮食更有味，种子麝香丸，不要服弹头。颜色如婴儿，行步疾如骥，相劝愚痴人，千金莫乱施。宝笈自收藏，传之勿容易。

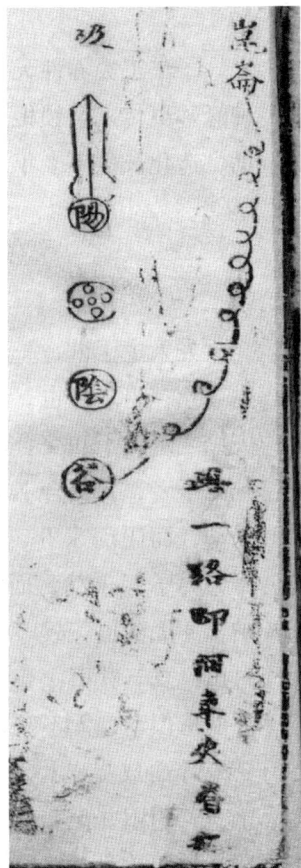

图59

刘海蟾玉泉无泄歌

阴抱阳兮是祖宗，洞房深处少施功，泥丸顶上长生润即生光，气隔三关有理通。不问自炉并别灶，作用行时事一同，须是为宾须作主，缓行云雨意从容。兴浓四体情将动，玉柱半插阴门中，凝神止息闭思想，坚牢内外不通风。运至泥丸先透顶，昆仑摇撼过天冲，久久行之须见效，黄昏直至五更钟，此是神仙无漏术，遇之极者是孩童。

115

秘旨鹌鸪天

子午工夫养性天，龙吟虎啸送丹田，阴阳颠倒灵苗透，会得神峰妙更传。金锁柜，铁牛坚，黄河水逆好行船，寿年更把金丹助，造化长生不老年。

种子之法

夫人生于世，一夫一妇，古之道也。有夫妇，则欲子嗣，养生送死，道之常也。《书》云：不孝有三，无后为大。世人须存夫妇之道，不知交合之情，种子之法，徒然交感，故不能成胎。凡无子者，皆交合不得其道。或男情动，而精气过泄，缘妇人情未动，而阴门未开，须阳精至而不纳；或妇人情先动，阴门开张，男子兴未动，而女人兴已过矣，纵然阳精至，阴门固闭不纳，亦无子也。故曰：欲要子者，以何术也？曰：男子须先补养丹田，真气壮盛，亦要妇人调燮身中血气均平，然后用功交合，要两情俱动，无不验也。若阴血先至，而阳精后冲，则血包精，精入骨而成男子。若阳精先至，而阴血后添，则精包血而成女子。若阴阳并至，则非男非女也。夫达者，深究此情，两情正美，觉精欲泄，然后纳玉茎于妇人极乐处，女则耸睡承接，收精入宫，男女各不可动，待片时同收毕，然后抽退玉茎，令女人正身仰卧，男子仍依前引法，黄河水逆流法，自己缩胁提腰四十九次方睡。凡要男用太阳时，要女用太阴时，又要女子经脉通净，然后三五日内，红脉未止，黄水收之际，阴门正开之时，下种尤妙。主生男，血气壮盛，必无疾病。越此三五日后，阴门闭矣，虚文交感，又曰日期不等。

附经验神授方

西王母蒸脐固基法

此系西王母传东方朔，方朔传抱朴子，后度传彭祖、刘海、吕祖，能固守根基，永保元气，延年益寿，久行勿怠，即长生久视不难矣，消除百病乃其余也。□录为世之共壁，药物开后。

蒸脐日期

拣二分二至之日，此乃阴阳生长之期，每于交节时刻下手煨灸。

药物配合

夜明砂□两　五灵脂□两　枯白矾二两　真麝香二钱　上除麝香外，共研为末，□分作四包。每季灸时，用时五分，先按脐内，再用荞麦面四两和成圈子，围脐；次放药物圈内，上薄槐皮一片盖之，槐皮上用小麦面圈一个圈内，用指顶大艾丸灸，每岁一丸一次，一次增寿□纪，妙不可言。

彭祖红铅接命方

此系□台山异人所授陶真人，真人化后秘□各□□府，近过豫章，得之于石崖道士。有诗为证：此铅不与世铅同，能益衰年白发翁，每岁不须三二□，定教返老变为童。

用鼎取红铅法

拣无疾室女，月信首行者为上，二三次者为中，四五次为下。先以黑铅打一具，如冠子样，候月信□时，即用次具，令老媪置女阴户上，以绢幅兜□□取，随倾入瓷器中约二三钟许，澄清沉底，红如朱砂。此为母气真元，面上有黄色浮气，即是法水，须用绵纸轻轻拖渗为妙。

附催铅方

牡丹皮　红花　当归各一钱　肉桂五分　沉香磨　乳香末调入　槟榔　青皮各五分　丁香七粒　麝香调，一分　上水一盅半煎八分，空心稍热服，补气和血，凡□过期者服之。

附橐籥式

前后尖弯，深约一寸，长约四寸，外用细布辑护于边沿，两头皆系其带。（图60）

配药贮服法

用极细白净好白茯苓为末，以热水浮去木渣，□浮，沉者晒干捣入红铅，如和面，然多寡软硬，以意消息，打作薄饼，阴干听用。不可犯铁器，既干研末。以麻黄一大把剉碎，煎成极浓膏子，用棉布一块，纽滤去渣入前末，和为丸，如绿豆大，以好辰砂为末，每药一两，用辰砂末三钱为衣，用银罐贮存，以黄蜡固口，每服五十丸，或七八十丸。

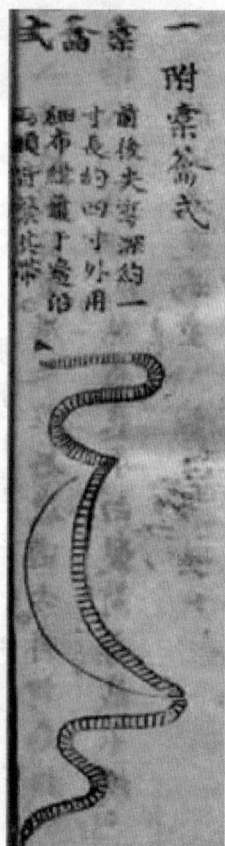

图60

服药忌验法

服此药后须静坐无风处，觉有微汗，验药性流行，充溢四肢经络皮毛之间，如发热作渴，系元气虚弱，须服攀桃酒数杯以止之，如无此酒，当以乳代，服药三日内，要蔬食，忌一切油腻之物，此药凉进二三次，或三五年又进二三次，立见气力焕发，精神异常，草木之药万不及一也。

反经作乳攀桃酒曲法

□女曰经作奶娘，升麻　通草　天仙即菟丝　鲜虾　□山甲　天癸　当归　麻容阳，一日三服，生酒用乳养，仙□□□□，若助鼎先用乳香酒，□出真阳满鼎香□□□等分，每酒一碗，入乳香一钱，煎服立效。

□□机酒法　□□人十六岁以上而天癸至者，俟天癸至，先□□□通乳饮，空心煎服，后用小儿口咂两乳，久之□□自来。取法宜于未经来之先，不宜既经之后，□至，以猪蹄煮烂作糜食之，不时饮葱椒汤，可服□汁，不可饮茶及食煎炙物，忌房事。

达乳饮　川当归一钱五分　王不留行一钱五分　川芎八分　木通一钱　漏芦一钱　川❶山甲七片，炒研末　升麻一钱　甘草节一钱

上水二盏，姜三片，枣一枚，煎一盏，稍热服，随可饮酒数杯以助药力，并治养子妇人无乳者可服及未行经，可以返经作乳。

汉钟离老祖阴阳二仙丹

此系无上道人，献于云南沐府者。不论虚损劳怯至危，用酒化开七粒，灌下立醒。老人朔望日，服之一粒，却病延年不死。

制硫法　好硫四两，用好醋四两煮干。再用黄腊四两溶化，倾入水内，去醋，取净硫研碎。再用益母草汁煮过，再用金星草

---

❶ 川：通"穿"。

汁，煮三炷香，听用。

打灵药法 汞一两，制硫二钱半，同炒成青金头色，入罐打火三炷香，取出听用。

养砂法 每砂，先用好醋炒过，然后用铅母养。

熏铅法 将砂砍作三四分一块，每两用铅四两炼成。先将铅砍碎，铺底尽头，砂放中间，入土釜，养二七，取出入冷水浸二日夜，去火毒，听养过砂汞亦妙。

制生砂法 好砂三两，用米醋二两炒干，再用水煮干。

配阳法 生砂四钱 制砂二钱 芦荟四钱 沉香 木香各七分 灵药四钱 乳香 没药各五分 共为细末，红枣去皮核为丸，如梧子大，金箔为衣。

配阴法 生砂二钱 制砂五钱 灵药 芦荟各四钱 沉香 木香各五分 乳香 没药各三分半 麝香一分半 共为细末，炼蜜为丸，如梧子大，金箔为衣，二丹俱用芦荟煎酒下。

吕纯阳却病乌须延年仙茶方

此系洛阳了然禅师秘藏之方，有《西江月》云：学得灵丹容易，仙传甘露参成，滋阴降火壮神精，黑发乌须响应。痰火疟痨立效，肺风积热难停，固齿调胃眼光明，久服超凡入圣。

制茶法 上好牙茶一斤，用沉香 芸香 降香 甘草 白术 孩儿茶 百药煎 甘松 桂皮 当归 薄荷 活石 葛粉 琥珀 柿霜 细辛 寒水石 硼砂 砂仁 丁香 犀角 羚羊角 朱砂 小赤豆 上各三钱，锉碎，每各一钱，用水三碗，煎一碗，倾入磁盆内，将茶入汤浸湿，就捞起晒干，如此九浸九晒，共九日听用。但制此茶，务看天色好，方可下手。

卢真人□吸水火仙丹 此系遁仙秘传，一诀两用，合天地阴阳之数是□，男子浑身属阳，精气属阴；女子浑身属阴，精气属阳，试观奇偶可见矣。

阳火丸 用拳雄鸡肾子十枚，各以银簪脚钻孔，入麝香如米粒大二粒 黄狗脊髓一条 黄狗外肾一对 各入麝香 鹿茸一两，好酒浸一夜，蒸热，各阴干 大雄蛤蚧一个，鲜羊油炙 大雄海马一对，

酥炙　大石燕一对，火锻，童便淬七次　阳起石二钱，制同　樟脑三钱
当门子一对，即麝香一大粒，面裹之煨热　以上俱为细末，蜜丸，如
弹子大，用朱砂为衣，银盒盛之，勿泄灵气。每丸可用七八年，用
时，闭右鼻，将左鼻吸之，则沛然兴起。此药能壮气养血，返老还
童，回生延命，固精种子，助阳扶阴，九战不倒，妙难尽述矣。

阴水丸以阴药收阳药

钟乳粉　梅花冰片　沉香各三钱　雌鳖头火锻，五钱　雌蛤蚧
有尾者一梅，醋炙入麝香一分　以上俱为细末，蜜丸如弹子大，好
京墨为衣，照前收贮，不可安作一处。欲退阴时，闭左鼻，以右鼻
吸之，则阴回转。二丹效如响应，视世间一切洞房秘术，不啻天渊
也。秘之！秘之！

希夷八卦安神延寿丹

天门冬三斤抽心皮，长流水净洗，晒干，择明净者用之，能补大虚
红花二两能生颜　熟地黄一斤去黑，将酒洗，晒干，能生气血　石燕二对
能温心血，补益丹田　海马二对，用酥油煮透，然后慢火焙干用，能助髓与
阳真川椒二两，□目者不用，能宽眸，去风邪　上为细末，分两如数，
炼蜜为丸，梧子大，每服一钱，空心无灰酒或盐汤下，忌大怒大
醉，能安五脏，返老还童，服之长生，得者宝之。

周天再造固本还真膏

蛇床子　肉苁蓉　巴戟　防风　人参　枸杞子　地骨皮　细辛
草乌　川乌　麦门冬　广木香　茯苓　丁香　大附子　生地黄
木鳖子　锁阳　乳香　桂皮　没药　豆蔻　上各五钱　天门冬　当
归熟地　苍术各一两　用真正芝麻油一斤四两，将前药入油内，煎
至五六滚，验药枯将夏布漉净，滴油入冷水中，成珠不散，再入后
开药末。

麝香　雄黄各三钱　阳起石二两，如无用鸦片代之　虎骨　海马各

二两用酥油煮透，慢火焙干　蟾酥　紫梢花　龙骨各一两　石燕二对
云母石一两

上为末，待煎油成珠，退温投入内搅匀，收瓷罐内，冷水浸灌半肚，三昼夜，退火气。不拘颜色好绢，或厚纸表开，摊其药封脐，每六十日一换。此药能镇玉池，金精不泄，兴阳助气，通二十四血脉。若欲种子，揭去膏药，金精射入子宫，百发百中。又治下元虚冷，五劳七伤，膀胱气，风湿痛痒，两腿酸麻，阳事不举，妇人赤白带下，血山崩漏。能令老弱行路刚健，颜发转变。

每月行火用工日期

初八上弦补气八口谓之八日数　初九日补九口谓之开口九窍
初十日补气十二口谓之纯纪一年之数　十一日补气十六口以全中元一斤之备十二日补气二十四口以空二十四气　十三日补气三十六口谓之疏通三十六骨节之脉　十四日补气六十四口谓之演六十卦之週　十五日补气七十二口以炼七十二候之运　十六日补气八十一口谓之九转还丹之征者也

□香举马

鸦片　沉香各四两　乳香　安息香各三两　檀香二两　没药一两　细辛二钱　麝香五钱　母丁香十对　桂心□钱　辛夷五钱　羚羊角五钱　蜂蜜一两

以上十二味精制修片为末，蜜炼和匀，入瓷罐内封固，重汤煮三炷香久，冷定取出，将麝香[1]研在一处，用榆皮汁和成团，造成香样三，临时点一炷于房中或酒筵上，点一炷于桌下，使香透入皮中，遍身闻香，热气透腹中，缓缓流行，百战坚而不泄矣。

□□香

□香　檀香　速香　冰片　蛤蚧尾　□黄　乳香　麝香　石燕

---

❶ 香：原文缺，据文意补。

母丁香　□□　甘松　山奈　桃毛　百药煎　　上各等分共为末，苏合油丸黄豆大，金箔为衣，□蜡封固，每用一丸，将吐津调化纳入阴户，片时，行事紧煖香干胜如童女，共香透骨，满被生春，妙难尽述。更且男子精寒，妇人子宫久冷不能育胎者尤宜。

杨妃进玉杯

肉桂　良姜　草乌尖　天麻　蛇床子　地龙各□两　木鳖三钱
上为末，煎汤洗，甚坚大。

武后小浴盆

蛇床子　荆芥　地骨皮　良姜　官桂　地龙　木鳖子　大戟
上为末，用水二匙二碗，煎至一碗半，乘热熏之，候温即洗。

浴炉长思散

吴茱萸　山茱萸　青、胡桃皮　甘遂　朴硝少许　　共为末，水二碗煎至一碗入瓶熏洗。

□宫□后浴盆双妙丹方

□□　川椒　蛇床子　梨花　甘草　□□　□子各一□
□为末，水五碗，煎浓连根葱一握，槌碎透入，无风处添水，男女尽身并洗，大壮阳缩阴。

□理枝方

狐狸茎　狗茎　远志　白檀香　官桂　麝香　三赖子　丁香枯矾　龙骨各五钱　　上为末，每一字调津液，付玉茎上送入阴户，其情得加不能相放，欲止，菖蒲酒解之。

□美膏方

樟脑　明矾二钱，煅过　苏合油香丸一服　上为末先用自然姜汁澄清，熬成膏，同煎药以津液调搽茎上，送入阴户，不胜美快。

□皮方

赤石脂　橡斗子　　上为末，鸡子清调敷之，一日一换，单油纸裹，皮原则止。

□□□□

□□□　远志　五味子　牡蛎　□心　地龙　　□□□□□□□□□□药内　上除蜂房外，并为末，用津液于手心调匀，付茎□□，大非淫者不可当。欲止，饮菖蒲酒解之。

宋徽宗幸李师师命和剂局制龙戏珠方

芙蓉五分　蟾酥三分　麝香三分　母丁香二对　大附子五分　锁阳五分　紫梢花　淫羊藿五分　花蜘蛛五分　　共为细末，葱汁为丸，如绿豆大，每服用三四厘，酒搽龟头上，日中上药至晚温水洗过，入炉任行。

□阳丹

雄狗胆一个　麝香用当门子，一钱　　上将麝香入狗胆内搅匀，线悬于常风处阴干，每用少许津调涂茎头，行事耐久不泄，甚妙。

□锁玉连环

雄狗胆一个　肉苁蓉二钱，酒浸瓦上焙干　川椒五分　紫梢花一钱硫黄五分　韭子十个　　上为末，将胆汁流于盏内，将药搅匀线扎，吊当风处四十九日，阴干。每用一分，津调化涂茎上，行□交□不脱，冷水解。

□妃夜夜娇

蛇床子　川椒去目　狗骨烧灰，各等分　　上为末津调少许涂茎行事，初交一次令妇朝忍暮想不已。

美女到提金方

硫黄　吴茱萸　青木香　麝香各等分　　上为细末，每用少许唾津调入阴户，极美。

□妃夜夜娇

蛇床子　远志　蜂房　细辛　五味子　地龙　　上为细末各等分，每用少许津调涂玉茎上，入阴户大能久战，男女欢畅，其效不可尽述。

飞燕喜春散

丁香　香附子　石灰末　胡椒　乌鱼骨　鹿茸　金毛狗脊各三钱　蛇床子　紫梢花　菟丝子各□钱　麝香三分　　上为细末，炼蜜为丸，如梧子大，每服一丸，津化涂玉茎上入阴户，两情感动，女心欢洽，欣喜不胜，二□□□也。

□□遍宫春

阿芙蓉二钱　蟾酥一钱　朱砂五分　　上为细末，以二三厘米津调如前法，妙亦无穷。

金枪不倒丹

人龙一条阴干　莺婢即丝瓜仁，七粒，去油　耳屑一小撮　没药□□　乳香少许　麝香少许　上边末，油胭脂和丸，每用大麦粒大，行事时用一丸入马口内，大能长龟坚硬久战。

玉龙散

雄鸡肝三枚　鳖头三个半　鳖肝半生熟　远志肉去心□五钱　山甲羯羊各五钱　葱白一根　蜗牛□个　羯羊胞一个，入药束在内，好酒砂锅煮干为度　上前焙干为末，酒脚煮糊为丸，如龙眼大，每用一丸，安脐中，皮纸封定，一宵可度十女。

杨妃常用方

蛇床子　吴茱萸　牡蛎大煅各五分　麝香少许　　上为末，敛蜜丸如桐子大，用时一丸入□□□□。

□□□□□

□鸡肝一具用□刀切片阴干　晚蚕蛾去翅，阴干　菟丝子□□□□□□量多寡用之　　上为末，春夏雀卵为丸，秋冬雀脑为丸，如樱桃大，丙寅日修合，忌妇人、鸡犬见之。甲辰日并火日服，单日一丸，双日两丸，温酒细嚼亦得，无子者不可服。

葱椒膏方

川椒十七粒，去目出汗，酒煮干为度　滑石五□　葱白一根
上炼蜜为膏，用青绢裹，糊贴脐上，临时用为妙。

□秘丸

巴戟　连须白花者　龙骨　韭子　赤石脂　山茱萸　桑螵蛸
上各一两酒浸焙干，蜜丸如桐子大，临时酒下三丸。

鸡肝丹方

雄鸡二个，焙干　晚蚕蛾七个，晒干　天雄一个，去皮脐　黄狗
肾□□，切碎片干用　　上为末，用雀儿肉一个丸桐子大，每服三
十丸，□酒空心下，每用长一寸。

□济神通方

用鸡子一个，于顶上开一窍，先取出白，用瓷器盛贮，去黄用　朱
砂一钱为末　　将鸡子白打匀入壳内，用油纸重密封裹，仍放在
鸡巢内，令哺以鸡出为度，取出将药切片，焙干为末，麝香少
许，酒糊丸如桐子大，每服五丸。欲泄，小麦汤下；不泄，
酒下。

汉孙妃煖炉丸

青木香　枯矾　牡蛎各□分　木鳖子一个，去壳用　川椒五分
麝香三分　　上为末，炼蜜丸莲子大，每用一丸，先纳阴户内，
待药自化，阴户窄紧，男女美快。

□炉双妙丹

细辛　川椒　甘松　丁香　山柰　蛇床子　肉桂　藿香　辛夷　羌活各等分　　上为末，炼蜜丸桐子大，每将一丸纳户内，觉自□热，阳兴双妙。

安禄山彻夜恣情散

蟾酥二分　胡椒二钱　干桂□分　麝香三分　　上为细末，以二三厘用唾津，未前午后调涂茎，至晚临行洗去，一夜不泄，久久药力自□□□□。

薛敖曹进武后自美方

韶朱□□二分　蛇床子一□　紫梢花一□　白矾□□五分　木香五分　川椒五分　吴茱萸一□　　上为细末，炼蜜为丸如桐子大，每用一丸，入阴户，极美甚快。

点眼膏方

用活雄鼠一个入于瓶内，每日多用巴豆养肥，□鼠去皮、肚肠并骨，用肉，以好酒灸七次，烧为灰，□末，好醋浓煎，点立效。

秦始皇识嫔妃操守方

朱砂　密陀僧　干胭脂各等分　　上为细末，蝙蝠血调搽身上，远年不退，与人□□，其色即退，验如神。

仙丹贴脐饼

大附子一个要一两五钱者佳，二两重者更妙　甘遂　甘草各二钱五分　母丁香七个。将附子剐空一孔，入三味药于内，用上好细花烧酒半斤，将瓦罐贮入附子，用棉纸封罐口。以米数颗放纸上，米热为度取出，去甘遂、甘草二味不用，捣杵如泥，入麝香五厘于内，做成一饼，贴脐上，用绢帛系住，不惟固精兴阳，兼能防寒御暑，妙难尽述。

玄修篇 （五福）

玄修篇引

　　道家三百六十二旁门，而玄为尚。玄门百千万亿其说，而炼大还、采内药、结婴儿、出神、尸解者为真。真仙之道匪诬也，人自不能为，则不及见耳。其书为世所苦慕，则《悟真篇》、《参同契》。《悟真》张平叔作也，《参同》称魏伯阳所为，亦如《素问》、《阴符》，七国时之书，而托之乎黄吕也。特其言有会则已，夫人以生死为一致，则学至圣贤玄术以足，足而不能，则以生死为外物而证禅宗。其道虽上，而虚不近人，亦以生死为虑者，惟斤斤处乎虚实之间，忧乎务求当身结果，惟是言功不可以不知，而世之慕玄功者，又安忍靳之，一不与言。乃谋之一三道人，一三道人有秘书未遑毕现其精，别取虚白陈仙师所撰《规中指南》书，俾予附会之，是为丹书之第五福，先发之绛梨，使天下之心此道者，且略得其梗概云。

　　止念　**第一**　精满不思色，气满不思食

　　耳目聪明男子身，洪钧赋予不为贫。因探月窟方知物，为蹑天根始识人。乾遇巽时观月窟，地逢雷处是天根。天根月窟闲来往，三十六宫都是春。

念起即觉，觉之即无，修行妙门，惟在此已。此法无多，子❶教人炼念头，一毫如未尽，何处觅踪由。

夫无念者，非同土石草木，块然无情一也。盖无念之念，谓之正念现前，回光返照，使神御气，使气归神，神凝气结，乃成汞铅。

牢擒意马锁心猿，慢着工夫炼汞铅。大道教人先止念，念头不住亦徒然。

采药　第二

心动则神不入气默然养心，身动则气不入神凝神忘形。夫采药者，采身中之药物也。身中之药者神气精也。采之之法，谓之收拾身心，敛藏神气，心不动，神气完，乃安炉立鼎，烹炼神丹。

识炉鼎　第三

玄牝　8真人潜深渊，浮游守规中。

夫玄牝，其白如绵，其连如环，纵广一寸二分，包一身之精粹。

要得谷神长不死，须凭玄牝立根基。真精既返黄金室，一颗明珠永不离。

入药起火　第四

取将坎位中心实，点化离宫腹里阴。从此变成乾健体，潜藏飞跃尽由心。

---

❶ 子：通"只"。

坎离交媾　第五

⊗追二气于黄道，会三性于元宫

铅龙升，汞虎降，驱二物，勿纵放。

夫坎离交媾，则谓之小周天，在立基百日之内见之，水火升降于中宫，阴阳混合于丹鼎，云收雨散，气结神凝，见此验矣。

紫阳真人曰：龙虎一交相眷恋，坎离方媾便成胎。溶溶一掬乾坤髓，着意求他啜取来。

乾坤交媾第六

泥丸上关；黄庭、中宫中关，水中起火下关。

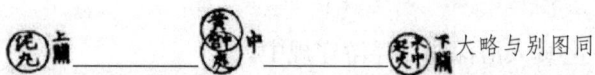 大略与别图同

外亦交时内亦交❶，三关通透不须劳。丹田直至泥丸顶，自在河车几百遭。

朗然子曰：夹脊双关透顶门，修行径路此为尊，华池神水频吞咽，紫府元君直上奔。常使气冲关节透，自然精满谷神存。一朝得到长生❷路，须感当初指教人。

夫乾坤交媾，亦谓之大周天，在坎离交媾之后见之。盖药既生矣，于斯出焉。又诀曰：离从坎下起，兑在鼎中生。离者火也，坎者水也，兑者金也，金者药也。是说也，乃起水中之火，以炼鼎中之药。庄子云：水中有火，乃成大块。玉蟾云：一点真阳生坎内，填却离中之缺，造化无穷。水中起火，如在虚危穴。

❶ 外亦交时内亦交：《规中指南》作"内亦交时外亦交"。
❷ 生：《规中指南》作"空"。

丹阳真人云：水中火发休心景❶，雪里花开灭意春。其证验如此：夹脊如车轮，四肢如山石，两肾如汤煎，膀胱如火热，一息之间，天机自动，轻轻然运，默默然举；微以意而定息，应造化之枢机，则金木自然浑融，水火自然升降，忽然一点大如黍珠，落于黄庭之中，此乃采铅投汞之机，一日之内，结一日之丹也。当此之时，身心混然，与虚空等，不知身之为我，我之为身；亦不知神之为气，气之为神。似此造化非存想，非作为，自然而然，亦不知其所以然也。《复命篇》曰：井底泥蛇舞拓枝，窗间明月照梅梨；夜来混沌撅落地，万象森罗总不知。

攒簇火候第七

乾上柱天，下柱地，只这个是。鼎器既知，下手工夫容易

子朔●复守藏勿用，初九☰潜龙勿用。

一阳生，宜守静。意要诚，必要定。龙德潜藏，勿宜轻进。

丑〇　丑●临进火得位，九二☰见龙在田。

鼓巽风，运火功，刹那间，满鼎红，见龙在田，光这虚空，

寅〇寅●泰加火守成，九三☰终日乾乾。

天地交，阴阳均，汞八两，铅半斤，姹女敛袂，婴儿抑从。

卯〇卯●大壮沐浴重渊，九四☰或跃在渊。

水制火，金克木，到斯时，宜沐浴，或跃在渊，存诚谨独。

辰〇辰●夬，九五☰飞龙在天。

已〇　巳乾〇，上九☰亢龙有悔。

午〇午●姤　初六

未〇　未●遁　六二

申〇　申●否　六三

酉〇　酉●观　六四

汞要飞，铅要走，至斯时，宜谨守，把底囊，栝结其化。

戌戌●剥退火复治六五☰黄裳元吉。

虚其心，实其腹，宜守静，待阳复。动一刹间，周天数足。

亥亥●坤野战守静　上六☰龙战于野。

群阳剥，月光毕，至精凝，元气息，收拾居中，黄裳元吉。

---

❶ 景：通"惊"。

养火

阴既藏，再生阳，到这里，要堤防。若逢野战，其血玄黄。

阳神脱胎第八

掀倒鼎，跃翻炉，功满也，产玄珠，归根复命，抱本还虚。

三百日大，一十月胎，其神离身，忽去忽来，回视旧骸，一堆粪土，十步百步，切宜照顾

孩儿幼小未成人，须藉爷娘养育恩。九载三年人事尽，纵横天地不由亲。

忘神合虚第九

身外有神，犹未奇特，虚空粉粹，方露全身。太上玄门知者少，玄玄元不异如如；捉将日月归元象，跳出扶舆见太虚。炼到形神俱妙处，遂知父母未生初；这些消息谁传授，没口先生说与吾。

张真人解佩令

阳神离体，冥冥窈窈，刹那间游遍三岛，跳出纯熟。按捺住，别寻玄妙，合真空，虚无事了。

内丹三要

内丹之要有三：曰玄牝、药物、火候。丹经子书列为隐语，黄绢幼妇，读者惑之。愚今满口饶舌，直为天下说破。言虽乱缕，意在发明，字字真诀，肝肺相视，漏泄造化之机缄，贯串阴阳之骨髓，古今不传之秘，尽在是矣。鲸吞海水尽，露出珊瑚枝。

一窍真端的，妙在师真一句传。（图61）

（混沌）会八卦（贯尾间）（月）

攒五行● 云散碧空山色静

通泥丸 鹤归丹缺月轮孤

诗曰：

混沌生前混沌圆，个中消息不容传。

擘开窍内窍中窍，踏破天中天外天。

斗柄逆旋方有象，台光返照始诚仙。

一朝捞得潭心月，觑破胡僧面壁禅。

汞铅玄牝共一家，从此变成乾健体。

先天气，后天气，八黄房，成至宝

性由自悟 命假师传☰

龙虎阴阳同一性，潜藏飞跃尽由心。（图62）

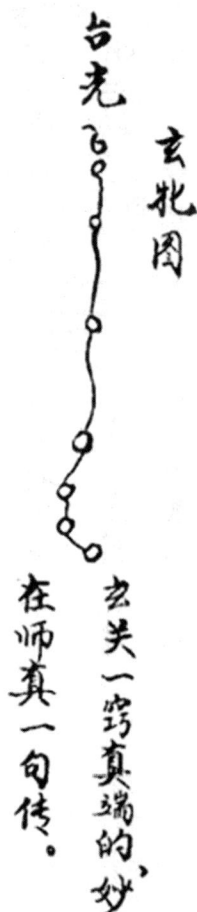

图61

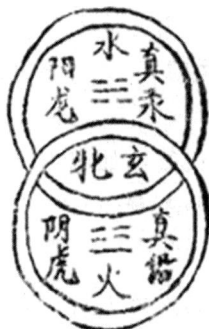

图62

● 行：原文作"形"，据文意改。

诗曰：

五蕴山头多白雪，白云深处药苗荣。

威音王佛随时种，元❶始天尊下手耘。

石女骑龙探两实，木人驾虎摘霜芸。

不论贫富家家有，采得归来共一斤。

火候图

纵识朱砂与水银，圣人传药不传火。

五戒　杀生、偷盗、邪淫、多言、饮酒。

闭☳静但志诚，法自然百❷刻时中分子午

开☳动盗天地，夺造化无爻卦内别乾坤

不知火候也如闲，我今拈出甚分明。（图63）❸

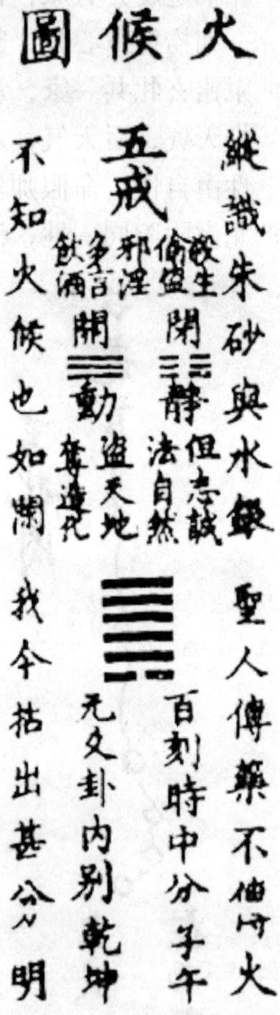

诗曰

无位真人炼大丹，倚空长剑逼人寒。

玉炉火煅天尊髓，金鼎汤煎佛祖肝。

百刻寒温忙里准，六爻文武静中看。

有人要问真炉鼎，岂离而今赤肉团。

图63

---

❶　元：原文作"无"，据文意改。

❷　百：原文作"不"，据《规中指南》改。

❸　火候图：原文缺，据《规中指南》补。

玄牝

《悟真篇》云：要得谷神长不死，须凭玄牝立根基。真精既返黄金室，一颗明珠永不离。夫身中一窍，名曰玄牝。受气以生，实为神府，三元所聚，更无分别，精神魂魄，会于此穴，乃金丹返还之根，神仙凝结圣胎之地也。古人谓之太极之蒂，先天之柄，虚无之宗，混沌之根，太虚之谷，造化之源，归根窍，复命关，戊己门，庚辛室。甲乙户，西南乡，真一处，中黄房，丹元府，守一坛，偃月炉，朱砂鼎，龙虎穴，黄婆舍，铅炉土釜，神水华池，第一神室，灵台绛宫，皆一处也。然在身中而求之，非口非鼻，非心非肾，非肝非肺，非脾非胃，非脐轮、非尾闾、非膀胱、非谷道、非两肾中间一穴，非脐下一寸三分，非明堂泥丸，非关元气海，然则果何处？曰：我的妙诀，名曰规中，一意不散，结成胎仙。《契》云：真人潜深渊，浮游守规中，此其所也。老子曰：多言数穷，不如守中，正在乾之下，坤之上，震之西，兑之东，坎离水火交媾之乡矣。一身天地之正中，八脉九窍，经络联辏，虚闲一穴，空悬一珠，不依形而立，惟道体以生，似有似无，若亡若存，无内无外，中有乾坤。《易》曰：黄中通理，正位居体。《书》曰：惟精惟一，允执厥中。《度人经》曰：中里❶五气，混合百神。崔公谓之贯尾闾通泥丸，纯阳谓之穷取生身受气初。平叔曰：劝君穷取生身处。此元气之所由生，真息之所由起，故玉蟾又谓之念头动处。修丹之士，不明此窍，则真息不住，神化无基。此一窍，先天而生，后天而接，先后二气，总为混沌。杳杳冥冥，其中有精，恍恍惚惚，其中有物。物非常物，精非常精也。天得之以清，地得之以宁，人得之以灵。谭真人曰：得灏气之门，所以归其根；知元神之囊，所以韬其光，若蚌内守，若石中藏，所以为珠玉之房，皆直旨也。然此一窍亦无边傍，更无内外，若以形体色象求之，则成大错谬矣。故曰：不可执于无为，不可形于有为，不可泥于存想，不可着于持

---

❶ 里：通"理"。

守。圣人法象，见于《丹经》。或谓之玄中高起，状似蓬壶，关闭微密，神运其中。或谓之状如鸡子，黑白相扶，纵广一寸，以为始初，弥历十月，脱出其胞。或谓之共白如练，其连如环，方广一寸二分，包一身之精粹，此明示玄关之要，显露造化之机。学者不探其玄，不领其奥，用工之时，便守之以为蓬壶，存之以为鸡子，想之以为连环，模样如此，形状如此，执有为有，存神入妄，岂不大谬耶？要知玄关一窍，玄牝之门，乃神仙聊指造化之基尔。玉蟾曰：似是而非，除却自身，安顿何处去？然其中体用权衡本自不殊。如以乾坤法天地，离坎体日月是也。《契》云"混沌处相接，权舆树根基，经营养鄞鄂，凝神以成躯"，则神气有所取，魂魄不致散乱，回光返照便归来，造次弗离常在此。诗曰：经营鄞鄂体虚无，便把元神里面居，息往息来无间断，全胎成就合元初。玄牝之旨备于斯矣。抑又论之，杏林云：一孔玄关窍，三关要路头，忽然轻运动，神水自然流。又曰：心下肾上处，肝西肺左中，非肠非胃府，一气自流通。今曰：玄关一窍，玄牝之门，在人一身天地之正中，造化固吻合乎此。愚尝审思其说，大略精明，犹未的为真旨，天不爱道，流传人间。

　　太上慈悲，必不固吝，愚敢净尽，漏泄天机，指出玄关，的的大意，冒禁相付，使骨肉相合。修仙之士，一见豁然，心领神会，密而行之。句句相应，是书在处，神明护持。若业重福薄，与道无缘，自然邂逅斯诀。虽及见之，忽而不信，亦不过瞽之文章，聋之钟鼓耳。玄之又玄，彼乌知之。其密语曰：径寸之质，以混三才，在肾之上，心之下，仿佛其内，谓之玄关，不可以有心守，不可以无心求。以有心守之，终莫之有，以无心求之，终见其无，若何可也。盖用志不分，乃凝于神，但澄心绝虑，调息令匀，寂然常照，勿使昏散，候气安和，真人入定，于此定中，观照内景，才可意到，其兆即萌，便觉一息。从规中起，混混续续，兀兀腾腾，存之以诚，听之以心，六根安定，胎息凝凝，不闭不数，任其自如。静极而嘘，如春沼鱼；动极而翕，如百虫蛰。氤氲开阖，其妙无穷，如此少时，便须意气合神。一归混沌致虚之极，守信之笃，心不动念，无来无去，不出不入，湛然常住，是谓真人之息以踵。踵者，其息深深之意，神气交感，此其候也。前所谓元气之所由生，真息之所由起。此意到处，便见造化；此息起处，便是玄关。非高非下，非左非右，不前不后，不偏不倚，人一身天地之正中，正此处也。采取在此，交媾在此，烹炼在此，沐浴在此，温养在此，结胎在此，脱胎神化，无不在此。今若不明说破，学者必妄意猜度，非太过则不及矣。紫阳真人曰：饶君聪慧过颜闵，不遇明师莫强猜，只为丹经无口诀，教君无处结灵胎。然此窍，阳舒阴惨，本无正形，意到即开，开合有时，百日立基，养成气母，虚室生白，自然见之。昔黄帝三月内观，盖此道也。自脐以下，肠胃之间，谓之酆都地狱，九幽都司，阴秽积结，真阳不居，故灵宝炼度，诸法存想，此谓幽关，岂修炼之所哉？学者诚思之。

橐物

古歌曰：借问因何是我身，不离精气与元神，我今说破生身理，一粒玄珠是的亲。夫神与气、精三品上药，炼精化气，炼气成神，炼神合道，此七返九还之要诀也。红铅黑汞，木液金精，朱砂汞银，白金黑锡，金翁黄婆，离女坎男，苍龟赤蛇，火龙水虎，白雪黄芽，交黎火枣，金乌玉兔，乾马坤牛，日精月华，天魂地魄。水乡铅，金鼎汞，水中金，火中木，阴中阳，阳中阴，黑中白，雄中雌。异名虽多，皆辟喻也，然则何谓之药物？曰修丹之要，在乎玄牝，欲立玄牝，先固本根，本根之本，元精是也。精即元气所化，故精气一也，以元神居之，则三者聚于一矣。杏林曰：万物生复死，元神死复生，以神归气内，丹道自然成。施肩吾曰：气是添年药，心为使气神，若知行气主，便是得仙人。若精虚则气竭，气竭则神游。《易》曰：精气为物，游魂为变，欲复归根，不亦难乎！玉溪子曰：以元精未化之元气，而点化之至神，则神有光明，而变化莫测矣。名曰神，是皆明身中之药物，非假外物而言之也。然而产药有川源，采药有时节，制药有法度，入药有造化，炼药有火功。吾囊闻之师曰：西南之乡，土名黄庭，恍惚有物，杳冥有精。分明一味水中金，但向华池着意寻，此产药之川源也。垂帘塞兑，窒韵调息，离形去智，几于坐忘，劝君终日默如愚，炼成一颗如意珠，此采药之时节也。天地之先，无根灵草，一意制度，产成至宝，大道不离方寸地，工夫细密有行持，此制药之法度也。心中无心，念中无念，注意规中，浑融一气。又云：息息绵绵无间断，行行坐坐转分明，此入药之造化也。清净药材，密意为丸，十二时中，无念火煎，金鼎常令汤用暖，玉炉不要火教寒，此炼药之火功也。大抵玄牝为阴阳之原，神气之宅。神气为性命之药，胎息之根，平女之祖，深根固蒂之道。胎者藏神之府，息者化胎之源。胎因息生，息因胎住，胎不得息不成，息不得神无主。若夫人之未生，漠然太虚，父母媾精，其兆始见，一点初凝，纯是性命，混沌三月，玄牝立焉。玄牝既立，系如瓜蒂，婴儿在胎，暗注母气，母呼亦呼，母吸亦吸，凡百动荡，内外相感，何识何知，何明何晓。天之气混混，地之气沌沌，但有一息存焉，反其而育。天地翻覆，人惊胞破，如行大山颠失足之状，头悬足撑而出之。大叫一声，其息即忘，故随性情不可俱也。况乱以沃其心，巧以玩其目，爱以率其情，欲以化其性，浑然天真，散之而为万物者皆是矣。胎之一息，无复再守，神仙教人炼精，必欲返其本，复其初，重生五脏，再立形骸，无质生质，结成圣胎。其诀曰：专气至柔，能如婴儿乎。除垢止念，静心守一，外想不入，内想不出，终日混沌，如在母腹，神定以会乎气，气和以合乎神，神即气而凝，气即神而住，于寂然休歇之场，恍兮无何有之乡。天心冥冥，注意一窍，如鸡抱卵，似鱼在水，呼至于根，吸至于蒂，绵绵若存，再守胎中之一息也。守无所守，真息自住，泯然若无，虽心于心，无所存住。杳冥之内，但觉太虚之中，一灵为造化之主宰。时节若至，妙理自彰，轻轻然运，默默然举。微以意而定气，运造化之枢机，则金木自混融，水火自然升降，忽然一点大如黍珠，落于黄庭之中，此采铅投汞之机，为一日之内结一日之丹。《复命篇》曰：夜中混沌撷落地，万象森罗总不知。当此之时，身中混融，与虚空等，亦不知神之为气，亦不知气之为神。似此造化，亦非存想，皆是自然之道。吾亦不知其所以然而然，药即生矣，火斯出焉。大抵药之生也，小则配坎离之造化，大则可同乾坤之运用，金丹之旨，可谓无余蕴矣。岂旁门小术，所可同言语哉？若不吾信，舍玄牝而立根基，外神气而求药物，不知自然之胎息，而妄行火候，弃本逐末，趋妄迷真，失太祖录，吾未如之何也已矣了

火候

古歌云：圣人传药不传火，从来火候少人知。夫何谓不传？非秘而不传也。采时谓之药，药之中有火焉，炼时谓之火炼，火中有药焉。能知药而取火，则定里之丹成，自有不待传而知者已。诗曰：药物阳内阴，火候阴内阳，会得阴阳旨，火候一处详。此其义也。后人惑于丹书，不能顿悟。闻有二十四气、七十二候、二十八宿、六十四卦、十二分野、日月合璧、海潮升降、长生三昧、阳文阴武等说，必欲穷究。何者为火，何者为候，及心一生，种种著相，虽得药物之真，懵然不敢烹炼。殊不知真火本无候，大药不计升。玉蟾云：火本南方离卦属心，心者神也，神即火也，气即药也，以火炼药而成丹者，即是以神驭气而成道也。其说如此分明，如此直捷，凤无仙骨，讽为虚言，当面蹉过，深可叹惜。然火候口诀之要，当于真息中求之。盖息从心起，心静息调，息息归根，金丹之母。《心印经》曰：回风混合，百日功灵者此也。《入药镜》所谓"起巽风，运坤火，入黄房，成至宝"者，此也。海蟾翁所谓"开阖乾坤造化机，煅炼一炉真日月"者，此也。何谓"真人潜深渊，浮游守规中"？必以神驭气，以气定息。橐籥之开阖，阴阳之升降，呼吸出入，任其自然，专气致柔，含光默默，行住坐卧，绵绵若存，如妇人之怀孕，如小龙之养珠，渐采渐炼，渐凝渐结，功夫纯粹，打成一片，动静之间，更宜消息。念不可起，念起则火炎；意不可散，意散则火冷。但使其无过不及，操舍得中，神抱于气，气抱于神，一意冲和，包裹混沌，斯谓火种相续，丹鼎常温，无一息之间断，无毫发之差殊。如是炼之一刻，一刻之周天也；如是炼之一时，一时之周天也；如是炼之一日，一日之周天也。炼之百

日，谓之立基；炼之十月，谓之胎仙。以至元海阳生，水中火起，天地循环，乾坤反复，亦皆不离一息。况所谓"沐浴温养，进退抽添"，其中密合天机，潜符造化，而不容吾力焉。故曰：火须有候不须时，眦子机关我自知，无子午卯酉之法，无晦明弦朔之节，无冬至夏至之分，无阴火阳符之别，无十二时中只一时之说，无三百日内在半日之诀，亦不在攒簇年月日时之说。若言其时，则十二辰，意所到皆可为，若言其妙，则一刻之工夫，自有一年之节候。但安神息任天然，此先师之的说也。昼夜屯蒙法自然，何用孜孜看火候，此先师之确论也。噫！圣人传药不传火之旨，尽于斯矣。若谓药自药，而火自火，则吾不知矣。诗曰：学人何必苦求师，泄漏天机只此书，踏破铁鞋无觅处，得来全不费工夫。

后附修丹摘要

玉溪李真人《修丹秘诀》

心凝曰神，凝神归气以炼丹。情复乎性，摄性归根以养命，还丹之本真铅汞而已。元精为命之根，宝元精而真铅自生，元神乃性之宗，啬元神固而真汞自产，是故固精以养气，固气以养神。铅汞有时而相投，调息绵绵而为火候，神气无刻不相聚，忘意久已而成金丹。若真铅走而真汞枯，元精散而神元涸，欲求还丹，不亦难乎？此修真者要识养还丹之本，知精气神所依归，依法次第行之，而自得夫修真之术矣。

三教一元

太极〇　这一圈〇　生生无名象帝先，悟得此中真妙诀，始知大道祖根源。

上此〇者，本乎太初，其名有三，其理则一。故儒曰：太极所以穷理，尽性以至于命。

释曰：员❶觉所以明心见性，证性员通。

道曰：金丹所以修真养性，入圣超凡。

此为三教之分言，实乃一体之宗说，皆由一诚而能皈一，然后各致其功也欤。

大道正宗

祖印○ 知元神之囊，所以韬其光。鸡能抱卵，心常听得显气之门，所以归其根，蚯到成形名自分。

偈曰：此窍非凡窍，中中复一中，万神从此出，真土与天同。次曰：心下肾上处，肝西肺在东，非肠非胃腑，一气自流通。又云：此窍非凡窍，乾坤共合形，名为神气穴，内有坎离精。

括云：虚无一窍号玄关，正在人生天地间。八万四千分上下，九三二八立循环。大包宇宙浑无数，浑入微尘不见颜。真个悬胎金鼎器，分明指出在形山。

诀曰：其地到天，八万四千里之由旬。盖人与天地同体，以心至肾，八寸四分，所以喻也。故经云：天上三十六，地下三十六，正谓此也。则中余一十二气，而为玄关一窍，中黄之府，黄庭之宫，此乃注意之所。念头起落之地，是为安身立命之处，元神所居之位也。亦为之郐鄂，名为神室，又名金鼎玉炉，又名玄牝，又名土釜。则人未生此身，先有此窍，其修仙之士，知此一窍，采药在此，配合在此，火候在此，沐浴在此，结胎在此，了托❷在此。若世修道希仙，非此一窍，终不可成功。既知此窍，自能静则金丹，动则霹雳，是一身之枢纽也，万神之宗垣耶，勿为无根之谈，而轻其道则几矣。

玄关问答

师问曰：父母未生之前，汝在何处安生立命？答曰：父母未

---

❶ 员：通"圆"。

❷ 托：通"脱"。

生之前，胎在太虚安生立命。师问曰：汝即今在何处安身立命？答曰：胎即今在虚无安身立命。师问曰：虚无在何处？答曰：虚无不离方寸。师问曰：方寸在何处？坤之上，乾之下，中间一宝难酬价。师曰：除了方寸又何如？答曰：一点灵光，照破大千沙世界。师问曰：有何凭据？答曰：耳目口三宝，闭息勿发通，真潜于深渊，浮游守规中。师曰：汝既知切，当缄口，以诚而入，以然而守，勤而行之，其功自有，入圣超凡，天长地久。

一体玄关

外三宝，耳目口是也；内三宝，精气神是也。

外三关，上玉枕关，中夹脊关，下尾闾关。其名有数，儒名九曲明珠，释名九重铁鼓，道名九窍，又名九曲黄河。此乃化气上鼎之正路，凡修仙道，先须开辟尾闾。此关若不开通，则阴阳何由而升降，神气何由而周流，欲证仙真，终不能达其造化，而去道远矣。

三丹田

上泥丸宫，中黄庭，下水晶宫，是也。若脐下一寸三分间，乃下丹田也。一寸五分为气海，即混元海也。顶为须弥，上有九宫，眼为青女，口为丹池，嗌喉管气，为一二楼。心窍为绛宫，脐孔为生门，腰眼为密户，又为内肾，粪门为谷道。前有玉炉穴，彼门为金阙，又为玄门。我命凡为外肾，肾柄为灵根，足心为涌泉穴。脊骨二十四节为银河，又为上鹊桥，下鹊桥，曹溪路，根溪路，天根月窟，任督二脉非口口相传，不得其旨矣。

三宝分炼

上丹田，炼元神；中丹田，炼元气；下丹田，炼元精。任督二脉，医书所载。任督二脉者出于奇经八脉之数，不拘于十二经络，乃人身之阴阳一脉也。盖此任脉者，乃为阴脉，总阴脉之海也。起以会阴，终以人中穴，上发际，循乎腹里，则妇人得此脉为妊娠。故龟纳鼻息，鹤养胎息，而致于身之寿，所以通，通此脉也。其督脉者，乃为阳脉，督领阳之海也。起于龈交、承浆穴，终于长强穴，循乎肤表，则男子得此脉可长生。故鹿运尾闾，还精补脑，而致于上上之寿，所以通，通此脉也。世人修行，须要明此二脉，自然水火升降，八脉归源，源源运行，即登仙道。倘或不能明此二脉，则二气何以运，徒费功矣，成道难也。知夫鹿运尾闾而能炼精，龟纳鼻息而能炼气，鹤养胎息而能炼神。愚夫不悟修炼之机，深可惜也。

先天纳属或成二十五以前

先天至精，即元精，乃精中之精也。

虚无空气，即元气，乃身中之气也。

不坏元神，即元神，乃神中之神也。

后天外属或二十五以后

交感之精，呼吸之气，思虑之神，此乃世人日用之间，动作之物也。修仙之士，若外药不知制炼，内药何由与念合哉。

丹祖四真

金公即真铅，即先天一气，即元始祖气，即混元祖气，即白虎初弦之气，乃真性命也。黄婆即真土，即戊己土，即媒婚人，即铁牛，即泥牛，即情念，乃意也。婴儿自己元神，即主人公，即一点灵光，即本面目，乃真性也。姹女即是真汞，即青龙弦气，乃真性也。

一身四气，精为青龙，气为白虎，肾水为黑龟，心火为赤蛇。

外丹药　真土硫黄，真汞水银，真铅黑铅。

内丹药　元神　元气　元精

阴阳二气　坎宫有戊土，即肾中之阳精；离宫有己土，乃心中之阴气。盖修仙之秘，妙在即传，先须流戊就己，取坎填离，故得二五会合，自成刀圭。圭者丹也，是为真丹。

真药材　身中一阳生时，先天一气，为真药物也。

真火候　后天调息绵绵，应数之火候。又云：以神御气自为炼，以息合符为行火；候，温养也。

真沐浴　一念俱忘，万缘放息，洗心涤虑，定中极静为沐浴。

体　道心真心，即性为体。又内药为体。

用　人心即性，心性为用。又外药为用。

宾主　先天命为主，自性为宾。后天命为宾，自性为主也。又：一念为配，自性为主，情为宾。若念动时，则情为宾，自性为主也。

动静　静则主中，觅则主为其体。动则宾内，其宾见其用。若动静两忘，深然气涵，是微显之道也。

三乘妙用

下乘炼精化气，中乘炼气化神，上乘炼气还虚，是三花聚鼎，自然五气朝元。所以精能生气，气能生神，神能合道，返本还原，鼎入太虚，方为证果，讵不成真人矣哉？

经云：神是性兮气是命，神不外驰气自定，本来三物更谁亲，失却将何为本柄。

又云：大药三般精、气、神，天然子母互相推，回风混合为真本，煅炼工夫日日真。

故中庸之惟精惟一，允执厥中者，是以致中和，天地位焉，万物育焉。又云：致广大而尽精微，极高明而道中庸，所以天君泰然，百体从令。故祖老子云：多言数穷，不如守中，斯其尽矣。上共一身造化，今以聊题二三，以语同门，各宜警省。凡修真之士，急宜修讲玄机，真真当当，若念生死事，火速持行，功成立见，自然神凝气结，益寿延年，定登仙圣。若见不明，造化洞晓，机关体用不分，难以造其妙，欲求仙位，何可得矣。今既欲口授心传，当执得放心，谨守在念，勉自修炼，自得超凡入圣之境也。

阴海阳海二图

《内丹要诀》云：坎卦 ☵❶ 外昏内明，离卦 ☲❷ 外明内暗❸，任督二脉为一身阴阳之海。五气真元，此为机会，而龈交二穴在唇内齿上缝，为任督二脉之会，一身之❹要。世人罕知之，至人漱❺炼，惟服此药。《仙经》云：一物含五彩，永作世人禄，言其备五行英华，总二脉之交会。自古真人，秘此一穴，诀在于口，不传文字。《仙经》曰：若人恒腹空，平心闭目，掐图❻澄神，啄齿漱炼口中玉液，满口咽之，令人耳目聪明。

又诀：唇齿不相合，则气不过尾闾、夹脊；舌不抵腭，则气不升玉枕、泥丸；不忍便，则气不行；不吸鼻，则气不升。人生太和，元气在太和也。气血者，阴阳也；太极者，人生之主也；阴阳者，一身之荣卫也；五脏者，五行之符也；六腑者，谷气出纳之库也。日有常数，失其常数，则灾祸至焉，是以人有病安寿夭之不齐矣。盖元气即真土也，太和即理气也。元气与谷气相为体用，元气即谷气之本体，谷气即元气之妙用，相符生生不已。人之神如君，君良则国治，所以神静则身安。气如民，民聚则国强，所以气服则身健。精如财宝，财足则国富，所以精满则身肥。津液如雨露，雨露降则国丰，所以津液生则身润。

夫修行人道，用与世法并行，以道用隐世法，以世法而全道用，是为性命兼修，心动则觉，应物莫迷，恒修三业，谨固四门。

太上端居太极先，本于父母未生前，度人须要真经度，若问真经癸是铅。

---

❶　龚氏所摘李简易（即玉溪真人）《修丹秘诀》"阴海阳海二图"部分内容与《华佗玄门内照图》（以下称《内照图》，见《道藏精华》（第14集之2），台湾自由出版社，2000.40－41.）"阴海阳海二图"文字部分基本相同，然明显有脱文、讹误，今据《内照图》补改之。

❷　此卦图原书缺，据《内照图》补。

❸　暗：《内照图》作"昏"。

❹　原书缺自"之海"至"一身之"三十六字，据《内照图》补。

❺　漱：原文为"嗽"，据《内照图》改。

❻　掐图：《内照图》作"握固"。

经体道而行，道因经而用。借道说经，国富民安，后修成体属乾。凝神归妙道，抱一守丹田，去处浑无碍，升腾任自然，九年功满日，独步大罗仙。

天一生水，在人为肾脏，其清气化为精，浊气结成唾。精之清者养精，精之浊者养骨，精壮人多巧有智慧。

地二生火，成心脏，清气化为神，浊气结成汗。神之清者化为血，浊者养脉，君主之官，神明出焉。

天三生木，成肝脏、成胆腑，清气化养于血，浊气结为泪，□□膜。胆气为魂，气壮，有谋虑，有果决。

地四生金，成肺脏，清者化为气，浊者结成涕，养皮□，气壮人，多节度，肺气为魄。

天五生土，成脾脏，成胃腑，清者化荣卫，浊者结痰涎，养肌肉、肤膝，仓廪之官，五味藏焉。

《黄庭经》：心之神，丹英字守灵；肝之神，龙烟字[1]含明；脾之神，常在字魂停；肺之神，皓华字虚成；肾之神，玄冥字育婴也。

太上老君筑基作用

基址丹田之总名，谨守真汞，谓之筑基，贵乎守雌而不雄。筑基惟在守其雌，其雄不动能牢固，牢固阴精是筑基。牢固阴精莫外游，巍然静坐十旬休，幽明不睡常存守，心肾相交得自由。气血周流方是美，形神俱妙始为优，红黑相交是筑基，龙虎相并结希夷。只将四气和为一，指日丹成不用疑。红黑，水火也，以水制火，火灭为土，土者基也。

一味水中金，便是先天药，号曰真铅，又云真土，用此制汞。

橐籥吹嘘起巽风，一阳初动用神功，黄婆引入丹室内，虎啸龙吟气自冲。日会月交明塑[2]望，水深火降合屯蒙，璇玑运转周

---

❶ 字：原文作"自"，据文意改。
❷ 塑：通"朔"。

天火，立见丹砂满鼎红。

三百六十日，为一周天之数。每日取子、午、卯、酉四时，四九三十六数，十日共三百六十为周天。

一串金铃响向来，三关九窍一齐开，阴精滴滴排中府，阳气腾腾布满怀。七返金液配姹女，九还真津育婴孩，先把乾元根本固，次向江湖贩药材。

神太用，则伤于心，心既受伤，则神气虚乏，心火虚乏，不能生脾土，脾土失养，不能散精于肺，肺无所养，则元气衰弱不能生肾，肾精不固，无以滋水。五行之道思火也，生宜静以养其神，则能保长久矣。五脏有病，先于天君，怡养天君，则疾病不作，天君失养，则百病生焉。

修真诗 闭息工夫不可无，不能闭息尽成诬，若还久久功纯熟，便是修真大丈夫。

自愤诗 自家精气自家神，何必叨叨问别人，下手急修犹道晚，劝君努力莫因循。

道本无为无不为，得来犹似未闻时，谁知男子能成孕，龙养明珠鸡抱儿。

纯阳诗 历劫修来心作身，几回出没几回存，此身不向今生度，更向何时度此身。

有等愚人好乱传，闭精淫妇作抽添，若将此药为丹药，笑杀大罗天上仙。

以心观心诗 以心观心觅本心，心心俱绝见真心，真心既绝归三境，外道大魔不能侵。

又诗 灵台湛湛土如无，只许元神里面居，若向此中留一物，不能契道合清虚。

通玄诗 偃月炉中一点明，玄关深处最通灵，学仙不遇真师指，枉在皮肤里面寻。

悟道诗 真铅真汞结金丹，简易工夫不在繁，道在悟真真易悟，悟真何用许多言。

玄牝歌

玄牝之门号金母，先天先地藏真土，含光默默本虚无，一气生成亘今古。华池神水天地根，炼之饵之命长生，自古神仙无别说，皆因玄牝入真门。借问如何是玄牝，婴儿未先生两肾，两肾中间一点明，逆则成丹顺成人。一阳起处便下手，黑中取，无中有，一时辰内长黄芽，九载三年徒自守。世人若识真玄牝，不在心兮不在肾，穷取生身受气初，莫怪天机轻泄尽。若非夙生庆幸，宿有善缘，心慕真风，不能遭遇。祖师云：谨守谨守，莫言莫言，自然而然，玄之又玄❶。

❶ 玄之又玄：此四字原脱，据天启本残卷补。

清乐篇 （六寿）

清乐篇引

　　闻之有仙骨者，必有仙风，有仙风者，必有仙术。何则？神明峻洁，体气孤高，如石之矔，泉之冷，凛凛然逼人以超凡之想者，此仙骨也。丰标缥缈，意度清闲，如山之幽，梅之韵，飘飘然使人有凌云之思者，此仙风也。具此风骨，则入世难于偕俗，而出世又虞离群。是以市廛问卜，或寄迹于君平；庐山采药，或潜踪于康子，仙术因随之矣。

　　应圆龚师，灵根自负，慧性凤成，所称仙风仙骨者非耶。束发沉酣帖括，博览诸家。其于举子策，可谓枯觰呕吐。独其山水情深，兼亦津梁念重，乃弃去时艺，究心于岐黄卢扁之间。遇病辄药，遇药辄愈，救人功德，行将圆满。室尼称博施济众，尧舜犹病，而龚师顾以韦布，补唐虞之不逮。非有仙术，又胡以至此？闲居喜著丹书，并附《清乐》一篇。泉石烟霞，以至骚人逸士之致，莫不供其笔端之舒啸，日积月累，不觉成秩❶，有矜慎不传，自娱如已之意。二三友人，从而请之以付剞劂。龚师始有难色，既而慨然曰：与其藏之枕中，孰❷若广之海内。因尽探其秘而出之。校雠之事，友人实司职之增补之役，侨也，与有力焉。同志者试置此编于案头，自觉风骨珊珊欲仙矣。昔东方生以岁星，日侍殿廷，而英敏如汉武，尚未能识其为何许人。读是书者，毋为汉武之于东方生可也。

---

❶ 秩：通"帙"。
❷ 孰：通"孰"。

四景调

调春 小门深所巧安排，没有尘埃，却有莓苔。自然潇洒胜蓬莱，山也悠哉，水也悠哉。东风昨夜送春来，才是梅开，又见桃开。十分相称主人怀，诗是生涯，酒是生涯。

调夏 一生风月且随缘，穷也悠然，达也悠然。日高三丈我犹眠，不是神仙，谁是神仙。绿阴深里昼鸣蝉，卷起珠帘，放出炉烟，芙蓉池馆晚凉天，恰好谈禅，又好谈禅。

调秋 扶舆清气属吾曹，莫怪粗豪，莫笑风骚。算来名利也徒劳，何处为高，闲处为高。一庭松竹间芭蕉，风不潇潇，雨便潇潇。木樨香里卧吹箫，且度今朝，莫问来朝。

调冬 如今挥手谢平生，非不闲争，是不闲争。扁舟湖上放歌行，渔也知名，牧也知名。归来幽兴逼人清，雪可中庭，月可中庭。眼前何物遣吾情，不看棋经，便看茶经。

调春 我爱春，春色好，山嘴吐晴烟，墙头带芳草，黄鹂骂杏花，惹得游蜂恼，海棠零落牡丹开，只恐韶华容易老。

调夏 我爱夏，夏日长，玉击棋声碎，罗蟠扇影凉，熏风卖奇货，满路芰荷香，蝉在绿杨深处噪，也须回首顾螳螂。

调秋 我爱秋，秋思苦，篱菊忆陶潜，征鸿叫苏武，黄叶落将来，无风自家舞，纷纷社燕报归期，旧巢留待来年补。

调冬 我爱冬，冬日闲，烹茶溶雪水，拄杖看冰山，莫唱征衣曲，将军夜渡关，若个渔翁堪入画，一蓑披得冻云还。

山舍乐

山舍肆优游，喜尧冀，一叶抽，春盘细菜供椒酒，千瓢百卣，群相劝酬，一年好事今为首，祝千秋，数声爆竹，惊发岁华流。

山舍肆优游，似羲皇，无别忧，男婚女嫁生涯就，官租早勾，私租薄收，粗衣淡饭堪消受，度春秋，俗情消尽，镇日展眉头。

山舍肆优游，到春来，万物稠，新松嫩柳罗园囿，松花饼柔，蕨箕粉柔，韭芽菜甲般般茂，泛瓷欧，山肴野簌，罗列当珍羞。

山舍肆优游，一枰棋，了百忧，眼前黑白纷如纠，赢时不丢，输时不休，橘中之乐偏长久，漫相仇，人荣人辱，何处割鸿沟。

　　山舍肆优游，放牛羊，在陇头，山田有水堪耕褥，黏红几丘，光红几丘，黄香早糯堪成酒，葛和裘，花开花谢，谁记晋春秋。

　　山舍肆优游，卧松荫，枕石头，苍苔软衬如铺绣，云屏不收，花帘不钩，华胥好梦来清昼，睡齁齁，茶炉烟起，鹤唳豁双眸。

　　山舍肆优游，傲新封，藐故侯，阶除驯雀米相就，东邻杀牛，西邻卖酒，忘贫忘富忘机彀，每回头，应人呼马，还复应呼牛。

　　山舍肆优游，拉高僧，访旧游，无干世事不开口，箬笠在头，枯藤在手，阴崖绝壑经行透，步夷犹，石门斜日，犹白到松丘。

　　山舍肆优游，果园成，胜沃州，葡萄满架悬星斗，藤梨似瓯，山榴似球，橙黄橘绿浑如绣，喜深秋，橝垂乌桕，结子压成油。

　　山舍肆优游，坐良宵，望女牛，银河清浅旋珠斗，梧桐报秋，金风战秋，凉生枕簟山容瘦，火西流，数声孤雁，嘹呖过高楼。

　　山舍肆优游，日高春，来裹头，案前乱帙闲拈手，诗筒手投，书筒懒酬，深山鹿豕厮相守，复何求，遽遽一梦，蝴蝶即庄周。

　　山舍肆优游，傍岩阿，架小楼重重叠叠檐相凑，山泉暗流，山云漫收，新篁掩映遮前后，灌松楸，栟榈玉树，聊且当封侯。

　　山舍肆沈游，种田窝，喜有秋，浇沦熟美新炊就，蚕绵早收，蜂糖晚收，雨茶新笋茅柴酒，客堪留，陶然一醉，明月上高楼。

　　山舍肆优游，称钩芦，种满丘，开花绿芋沿笆豆，溪鱼上钩，田虾上兜，黄鸡白饭真堪口，妇如鸠，绩麻为布，膏沐若为仇。

　　山舍肆优游，九秋霜，红叶稠，农家作苦偏多酒，茱萸泛瓯，菊花满手，东篱雅兴山翁有，醉方休，多情破帽，固固恋人头。

　　山舍肆优游，到隆冬，趣更幽，炉喂榾柮瓶煨酒，山童饭牛，山妻制裘，耽闲正值闲时候，棹孤舟，归来兴尽，立雪钓溪头。

　　山舍肆优游，课儿孙，作远猷，晨昏纺织不停手，书声这楼，机声那楼，良田美宅何须有，倦双眸，懒看人喜，亦懒看人愁。

　　山舍肆优游，掩松扉，独冥搜，浮云止水皆吾友，劳形可羞，劳神可忧，呆呆不被聪明诱，泛虚舟，无端世事，总不上心头。

　　山舍肆优游，秀孤松，在岭头，东郭穿履人知否，绿蓑当裘，青藜当舟，沿溪踏雪寻梅嗅，笑回头，数间茅屋，改作玉京楼。

山舍肆优游，石为梯，洞作楼，天然藤蔓堪扶手，明蟾当油，重云作裘，鸟啼花放知春昼，趁鱼舟，莫教桃谢，怕逐水东流。

山舍肆优游，荷长镵，着敝裘，芒鞋席帽携干糇，寻僧仸❶州，寻仙石楼，采芝采术穿岩岫，到遐陬，云南云北，村酒绿如油。

山舍肆优游，接山泉，日夜流，干柴燥炭寻常有，宾来不忧，宾行不留，世间俗态消磨久，趣悠悠，无牵无绊，平地即丹丘。

山舍肆优游，笋穿篱，树罥楼，松棚满月云封牖，摊书不收，摊棋不收，嵇康性懒还依旧，鬓萧飕，无多岁月，肯为子孙谋。

山舍肆优游，对青铜，觉素秋，少年豪侠今安有，逢场袖手，当歌闭口，竿头一任翻跟斗，得前筹，百忙荡里，早把担儿丢。

山舍肆优游，抚孤洞，度杪秋，归鸿目送弦挥手，喧豗虎赳，凄清鬼呦，高山流水因心奏，胜吴讴，梅花三弄，白鹤下汀洲。

山舍肆优游，案头书，懒着眸，邺侯万轴凭他有，玄经已丢，离骚也勾，怀沙投阁皆僝僽，厌搜求，但逢难字，掩卷便搔头。

山舍肆优游，想当初，着甚由，龙阳队里分妍丑，前鱼渐丢，后鱼渐收，如今鹤发鸡皮皱，不须羞，葫芦一笑，都付水东流。

山舍肆优游，旧行头，一笔勾，皂靴底绽衣衫垢，尘来闭眸，风来抱头，脚根滑塌难驰骤，逞风流，当场出丑，空惹这场羞。

山舍肆优游，竹皮冠，胜冕旒，深衣方履鸡瞪柚，黑貂漫游，狐白漫偷，缊袍虽敝心无疚，泛渔舟，不图征聘，何必着羊裘。

山舍肆优游，笑奔忙，似蹴毬，谁知万物皆刍狗，荣华水沤，功名赘疣，电光石火焉能久，谩怀忧，郭郎才罢，终没下稍❷头。

山舍肆优游，立高岗，送远眸，亭亭物表谁堪偶，弃瓢许由，夺牛伯休，逃名恼杀名先漏，免追求，桃花春水，一叶钓渔舟。

山舍肆优游，竹篱边，茅屋头，泉声去影时时有，看云翠浮，听泉玉流，个中好景天生就，最宜秋，红黄碧绿，点染小瀛洲。

山舍肆优游，懒谋生，好传搜，宣和图谱家藏久，尊形似牛，钩形似虬，先秦小玺蟠璃纽，夏商周，千年尤物，堪玩不堪留。

山舍肆优游，日临池，塌史籀，芭蕉柿叶皆书透，王家子猷，

---

❶ 仸：同"佛"。

❷ 稍：通"梢"。

唐朝老欧，腕中有鬼临难就，莫多求，兰亭碧落，一字足千秋。

山舍肆优游，学修真，急转头，谷神不死玄为母，黄河逆流，丹田早收，棱棱仙骨何嫌瘦，住丹丘，它年鹤背，挥手谢神州。

山舍肆优游，转轮王，免去求，穷通贵贱凭他授，跳圈是猴，拖犁是牛，蝶寻香气蛆钻臭，摸心头，未尝为恶，不怕帖来勾。

山舍肆优游，弄虚头，没尽头，线牵傀儡难停手，这根用抽，那根用丢，悲欢离合般般有，枉风流，酒阑人散，收拾众骷髅。

山舍肆优游，走天涯，有尽头，流沙弱水难行透，阴山雪愁，阳山浪愁，中原如掌器尘厚，怎掩留，深山静坐，一日胜三秋。

山舍肆优游，饷辽阳，苦建酉，时危祗合潜初九，山多可优，田多可忧，卢同破屋浑如旧，免征求，只愁浪大，无处可眠鸥。

山合肆优游，紫薇垣，王气浮，如何哀诏频频有，宫妆早体，宫车晏游，青宫一月遭阳九，喜神州，金瓯无缺，正荛可安刘。

斋中咏

扫径　风雨撼竹树，阶除饶落叶，只恐破苔封，短慧轻自摄。

拭几　朝来盥栉罢，挥尘拂纤尘，玄素本不滓，藉以涤吾神。

展图　花绕一溪远，云拥减峰高，疑向山阴道，天风洒苎袍。

洗砚　有矶懒垂纶，洗砚墨为沼，紫端发新光，书兴应不少。

焚香　细细兰舒馥，英英山吐云，端居娱鼻观，不为礼元君。

移榻　明月满前轩，凉风生北牖，所在惬孤吟，不厌坐来久。

弹棋　枯棋多危机，虑变苦不早，袖手局外观，无贪终自保。

煮茗　午枕梦魂清，松涛忽盈耳，七碗三春芽，聊试山前水。

清谈　唇吻非名理，冥搜时一证，颓然各忘言，仰视长天静。

浮白　醇醪堪药仙，兴到时自斟，叩门来知己，论文足赏心。

呼卢　雄心发清欢，援琼佐长啸，挟策亦亡羊，齷齪惭同调。

浩敬　抱膝坐藓石，永言吐清商，采芝行相和，与尔以徜徉。

分韵　共欣景物奇，写怀寄千载，大雅嗟久沉，谁能矜掺彩。

检书　直须破万卷，谁谓足三冬，糟粕即神髓，轮扁见何庸。

鼓琴 援琴弄中夜，心耳湛同清，水沉凝不散，幽窗孤月明。

散步 林风动天籁，行吟忽披襟，前溪新水长，激石生好音。

饲鱼 盆池升斗水，具有江湖适，鱼乐心自领，游泳共昕夕。

种树 扶疏初荫席，夭乔欲参天，匠石非所期，矧为计十年。

养蒲 卷石俨巉岩，天泉飞瀑布，当此值灵根，绿发滋湛露。

灌花 小圃不盈亩，山花随意开，抱瓮时自汲，无劳羯鼓催。

摘蔬 素抱寄黄齑，太羹调六玉，朝雨采春畦，喜见生意足。

放鹤 闲阶顾影舞，清吹彻寥天，凌唳一振翮，遥带孤云还。

卷幔 何物共幽赏，花月映窗虚，布幔便高卧，因时作卷舒。

高卧 偃仰游羲皇，万营都屏息，任客憩蒲团，觉来日已昳。

花所咏

元郊草长 元郊生草草生烟，留得卤词白日悬，江汉偶羁青琐客，千年复和遨游篇。

洪池莲开 夏半娇莲映水开，轻红朵朵契入怀，幽人载酒池边饮，带得清香满袖回。

菊圃霜垂 万卉经霜叶尽黄，英英菊蕊始含芳，村沽白酒和英泛，醉读陶诗兴愈长。

梅堂雪映 数树寒梅吐室傍，千枝洁白散清香，天风一夜飘琼絮，并作琼枝映讲堂。

梅花赋

江南地暖，独冠先春，蕴姿而艳，秉洁而纯。托根泉沼，不污世尘，冰痕结密，烟影含新。苔封鹤膝，雪裹龙身，一枝秀发，玉粒精神。珠裳缟袂，琼佩素巾。或显兮翰苑玉堂之侧，或隐兮空山流水之滨。清风良友，明月故人，特立物表，绝类离伦。其德之清也如郑子贞，其气之和也如程伯淳。至若藏春之坞，碎锦之坊。兰称国色，桂号天香，娇容丽质，异态殊妆。终近于艳，乌足表扬，何如兹卉，高压众芳。雅淡依乎山泽，幽绝占乎林塘。处富贵而不移其性，居岁寒而不变其常。妹水仙兮弟山矾，婿芍药兮妃海棠。桃李奴仆，得借恩光。佳实宜调于商鼎，奇材足充乎禹粱。观夫体先天之妙，含至阳之精。风韵古淡，晋之渊明；心肠铁石，唐之广平。每巡檐而索笑，乃引鹤而随行，怡闲以写琴岛之趣，放逸以吟诗外之情。四海负于英望，千古驰其香名。走也，坐东阁，呼管城。假此植物，遥致长生。漆园椿树，八千齐龄。

修竹赋

猗猗修竹，不卉不蔓，非草非木。操挺持以高世，姿潇洒以拔俗。叶深翠羽，干森碧玉，孤生太山之阿，千亩渭川之曲。来清飔于远岑，娱家人于空谷。观夫临曲槛，俯清流，色侵云汉，影动涟漪。苍云夏集，绿雾朝霏。萧萧雨沐，袅袅风披。露鹤长歌，秋蝉独嘶。金石间作，笙竽谁吹。若乃良夜明月，穷冬积雪，扫石上之阴，听林间之折。意参太古，声沉寂寥。耳目为之开涤，神情为之怡悦。盖其媲秀碧梧，托友青松，蒲柳惭弱，桃李羞容，歌簒簒于卫女，淇奥奥于国风。故子猷吟啸于其下，仲宣宴息乎其中，七贤同调，六逸齐迹，良有以也。又况鸣嶰山之风，化葛陂之龙者哉。至于虚其心，实其节，贯四时而不改柯易叶，则吾以是观君子之德。

夜读赋

緊惟志士之征迈兮，乃篝灯荧而夜读。爰发亡书之三箧兮，盖羡张安世之目。用宏凤储于五车兮，欲如边孝先之腹。惟时群器屏而宴息兮，将余梦拿之已就。肃但瞻户外之三星兮，止闻天坡之一鸴。烧宝鼎氤氲之若雯兮，剔银缸清莹之如浴。叠广文青毡之半榻兮，下马融绛帐于高束。酌春茗之蓓蕾兮，咽晚糜以苜蓿。下应氏之五行兮，披邺侯之万轴。讶皮编之敝于欲断兮，何牙签之新而不触。随开洛诵之殷殷兮，不减伊吾之谡谡。幸分江上处女之余明兮，略耿耿而若翯。阳气时满乎大宅兮，炯炯双眸而逾瞩。惟熠耀之霄行兮，又睹望舒之余于缺屋。况蛩声秋秋于四壁兮，若助余呻吟之碌碌。时蟪蟪鼾睡在余之卧侧兮，辄不容而詈仆。披夕秀固无闲于帖席兮，然犹每借儆于圆木。即旦日蕰什之已陈兮，中霄无妨乎更熟。不嫌引锥以自刺兮，光虽竭而更丐邻之壁煜。矧复中垒之抽玄兮，老人之藜辉可续。苟达人真觉之自采兮，即废膏油而问心之亦足。缩万汇之华于眉端兮，抉千古之秘于衷曲。我思古人之矻矻穷年兮，夜黾勉固无分乎寒燠。春罢犁而课经兮，夏囊萤而代烛。秋听声而下睫兮，冬映雪以三复抑。闻焚膏以继晷兮，用成韩公之宏蓄。爰有闻鸡而起舞兮，谁步祖生之芳躅。对玄鸡于处宗兮，吐白凤于天禄。阿素王之足弛兮，仍不寝而自勖。虽元圣而未宁兮，每坐旦以式谷。呜呼！余诚有惜于寸阴兮，何暇就安于枕褥？

读书乐

春 山光照槛水绕廊，舞雩归咏春风香，好鸟枝头亦朋友，落花水面皆文章。蹉跎莫遣韶华老，人生惟有读书好，谈书之乐乐何如，绿满窗前草不除。

夏 新竹压檐桑四围，小斋幽厂明朱曦，昼长吟罢蝉鸣树，夜深烬落萤入帏。北窗高卧羲皇侣，只因素得读书趣，读书之乐乐无穷，瑶琴一曲来薰风。

秋 昨夜窗前叶有声，篱豆花开蟋蟀吟，不觉商意满林薄，萧然万籁涵虚清。床头赖有短檠在，对此读书功更倍，读书之乐乐陶陶，起弄明月霜天高。

冬 水尽木落千崖枯，回然吾亦见真吾，坐对遗编灯动壁。高歌夜半雪压庐。地炉茶鼎烹活水，心清足称读书者，读书之乐何处寻，数点梅花天地心。

警悟选

松斋自题 非老亦非少，年过三纪余，非贱亦非贵，朝登一命初。才小分易足，心宽体长舒，克肠皆美食，容膝即安居。况此松斋下，一琴数帙书，书不求甚解，琴聊以自娱。夜直入吾门，晚归卧吾庐，形骸委顺动，方寸同空虚。持此将过日，自然多宴如，昏昏复默默，非智亦非愚。

遣怀 离心身体中，寓性方寸内，此身是外物，何足苦忧爱。况有假饰者，华簪及高盖，此又疏于身，复在外物外。操之多惴栗，失之又悲悔，可知名与利，得丧空为害。颓然环堵客，萝薜为巾带，自得此道来，身穷心甚太。

春眠 新浴肢体畅，独寝神魂安，况因夜深坐，遂成日高眠。秋被薄亦暖，朝窗深且闲，却忘人间事，似得枕上仙。至适无梦想，大和难名言，全胜彭泽醉，欲敌曹溪禅。何物呼我觉，百劳声关关，起来妻子笑，生计春茫然。

闲居 空腹一盏粥，饥食有余味，南檐半床日，暖卧因成睡。绵袍拥两膝，竹几支双臂，从旦直至昏，身心一无事。心足即为富，身闲乃当贵，富贵在此中，何必居高位。君看裴相国，金紫光照地，心苦头尽白，才年四十四。乃知高车盖，乘者多忧畏。

睡起晏坐 后亭昼眠足，起生春景暮，新觉眼犹昏，无思心正住。淡寂归一性，虚间遗万虑，了然此时心，无物可譬喻。本是无有乡，亦各不用处，行禅与坐忘，同归无异路。

晏坐 鸟鸣庭树上，日照屋檐时，老去慵转极，寒来起尤迟。厚薄被适性，高低枕得宜，神安体稳暖，此味何人知。睡足仰头坐，兀然无所思，如未凿七窍，若都遗四肢。缅想长安客，早朝霜满衣，彼此各自便，不知谁是非。

逍遥咏 亦莫恋此身，亦莫厌此身，此身何足恋，万劫烦恼根。此身何足厌，一聚虚空尘，无恋亦无厌，始是逍遥人。

遣怀 羲和走驭趁年光，不许人间日月长，遂使四时都似电，争教两鬓不成霜。荣销枯去无非命，壮尽衰来亦是常，已共身心要约定，穷通生死不惊忙。

偶题阁下厅 静爱青苔院，深宜白发翁，貌将松共瘦，心与竹俱同。暖有低檐日，春多扬幕风，平生闲境界，尽在五言中。

自咏 朝亦随群动，暮亦随群动，荣华瞬息间，求得将何用。形骸与冠盖，假合相戏弄，何异睡着人，不知梦是梦。

和知非 因君知非间，诠较天下事，第一莫若禅，第二无如醉。禅能泯人我，醉可忘荣悴，与君次第言，为我少留意。儒教重礼法，道家养神气，重礼足滋彰，养神多避忌。不如学禅定，中有甚深味，旷廓了如空，澄凝胜于睡。屏除默默念，销尽悠悠思，春无伤春心，秋无感秋泪。坐成真谛乐，如受空玉赐，既得脱尘劳，兼应离惭愧。除禅其次醉，此说非无谓。一酌机即忘，三杯性咸遂。逐臣去室妇，降虏败军帅，思苦膏火煎，忧深局炼秘。须凭百杯沃，莫惜千金费，便似罩中鱼，脱飞生两翅。劝君虽老大，逢酒莫回避，不然即学禅，两途同一致。

嗟发落　朝亦嗟发落，暮亦嗟发落，落尽诚可嗟，尽来亦不恶。既不劳洗沐，亦不烦梳掠，最宜湿暑天，头轻无髻缚。脱置垢巾帻，解去尘缨络，银瓶贮寒泉，当头倾一杓。有如醍醐灌，坐受清凉乐，因觉自在僧，亦资于剃削。

安稳眠　家虽日渐贫，犹未苦饥冻，身虽日渐老，幸无急病痛。眼逢闹处合，心向闲时用，既得安稳眠，亦无颠倒梦。

不与老为期　不与老为期，因何两鬓丝，才应免天促，便已及衰羸。昨夜梦何在，明朝身不知，百忧非我所，三乐是吾师。闭目常闲坐，低头每静思，存神机虑少，养气语言迟。行亦携诗卷，眠多枕酒卮，自渐无一事，少有不安时。

闲咏　步月怜清景，眠松爱绿阴，早年诗思苦，晚岁道情深。夜学禅多坐，秋牵兴渐吟。悠然两事外，无处更留心。

自咏　随宜饮食聊充腹，取次衣裳亦暖身，未必得年非瘦薄，无妨长福是单贫。老龟岂羡牺牲饱，蟠木宁净桃李春，随分自安心自断，是非何用问闲人。

即事　重裘暖帽宽毡履，小阁低窗探地炉，身稳心安眠未起，西京朝士得知无。

不出门　弥月不出门，永日无来宾，食饱更拂床，睡觉一频伸。轻簟白鸟羽，新覃青箭筼，方寸方丈室，空然两无尘。披衣腰不带，散发头不巾，袒洗北窗下，葛天之遗民。一日亦自足，况得以终身，不知天壤内，目我为何人。

咏隐　相对蒲团睡味长，主人与客两相忘，须臾客去主人睡，一枕西窗对夕阳。

自咏　堪怜心窄难容懒，为恨眉松不系愁，万蕊腔花凭酒放，一枝心茧任诗抽。

醒世语

君看叶里花，能得儿时好，今日畏人攀，明朝待谁扫。可怜娇艳情，年多转成老，将世比于花，红颜岂长保。

昨见河边树，摧残不可论，二三余蕊卉，千万斧斤痕。霜剥萎黄叶，波冲枯树根，生处当如此，何用怨乾坤。

重岩我卜居，鸟道绝人迹，庭际何所有，白云抱幽石。住兹凡几年，屡见春冬易，寄语钟鼎家，虚名定何益。

画栋非吾宅，青林是我家，一生俄尔过，万事莫言赊。渡济不造筏，漂沦为采花，善根若不种，何处见生芽。

何以长惆怅，人生似朝菌，那堪数十年，新旧凋零尽。以此思自哀，哀情不可忍，奈何当奈何，脱体归山隐。

闻道愁难遣，斯言谓不真，昨朝才知却，今日又缠身。月尽愁难尽，年新愁更新，谁知席帽下，元是昔愁人。

死生原有命，富贵本在天，此是古人语，吾兹岂谬传。聪明好短命，痴蠢却长年，钝物丰财宝，惺惺汉无钱。

醒迷歌

醒迷人，甘淡薄，茅屋布衣心自足，布衣不破胜罗衣，茅屋不漏如华屋。不求荣，不近辱，平生随分随时足，远近人间是与非，逢场作戏相欢逐。也若痴，也若朴，一生正直无私曲，终朝睡到日三竿，起来几碗黄齑粥。吃一饱，唱一曲，自歌自笑无拘束，客来相顾遣情谈，客去还将猿马缚。或弹丝，或品竹，常笑他人徒碌碌，南北奔驰为利名，为谁辛苦为谁蓄。夫妻圆，儿女育，雨里鲜花风里烛，多少乌头送白头，多少老人为少哭。满籯金，满堂玉，何能满免无常捉，临危渐觉一场空，只有孤身无伴仆。厚木棺，坚石椁，此身也向黄沙伏，世上固无再活人，何须苦苦多劳碌。识得破，万事足，惟有衣粮为己禄，甘罗十二受皇恩，子牙八十食天禄。叹秦公，笑金谷，古今兴废如棋局，我今打破醒迷关，迷者欲醒须常读。

至宝歌

见美女时做虎狼看，见黄金时做粪土看，这个中间享了多少清福。让他说话，我只闭口，让他指点，我只袖手，这个中间省了多少闲气。

我施有恩，不求他报，他结有怨，不与他交，这个中间宽了多少怀抱。忍不过时着力再忍，受不得处耐心且受，这个中间除了多少烦恼。

世情浓酽处淡得下，尘俗牵缠处斩得下，这个中间息了多少妄想。缓步当车，晚食当肉，寡营是智，无病是福，这个中间讨了多少受用。

收得放心，戒得忿怒，薄得世味，远得嗜欲，这个中间养了多少精神。既不作俑，亦不好事，既不损人，亦不利已，这个中间消了多少灾危。

炎凉歌

世态轻，人情恶，冷暖相交非古学。古人结义吐心胸，今人交口言捉缚。无公直，惟刻剥，面如竹纸嚣且薄，终日衔杯花月前，明朝落阱颠非昨。当面奉，背后蠹，一块砖头两边丢，从今再业没雷陈，人情遍地俱枭恶。贫自守，甘淡薄，世重轻浮不重朴，安如自适自心田，富贵浮云都避却。侵豪势，见其炎，低头掬背意拳拳，远奔趋迎深作揖，手与心齐听语传。不呼唤，捱上前，掇臀捧屁许多端，将没作有来承应，献子出妻皆奉炎。疏贫士，见凄凉，好友至亲参与商。斜目视他相掷路，不因转巷且回廊，不若见他衣貌丑，惟虑其人借短长。他拱手，我假扬，恐非体面少增光，欲要逢迎幽径处，躲闪崎岖只避凉。兄轻弟，弟薄兄，只缘贫富不相同，共父母生分吴越，不怜手足只嫌穷。妯娌讪，疏弟兄，背后搬唆恶语攻，提携惟恐为常袭，亲近酸丁辱面容。远骨血，识异宗，轰轰却使一帆风，同胞陌路如仇隙，恶薄炎凉也为穷。归家里，自叹伤，时乖运塞被人坑，世情冷暖人轻薄，将言譬说与妻房。遭泼悍，没商量，朴台朴凳数词长。姊边富豪多受用，妹归仕宦称夫良。我从你，不显扬，当初错嫁怨爹娘，放声哭把媒人骂，赚奴虚度少年芳。张田宅，赵园庄，钱家巨富米盈仓，撇了甜桃随苦李，谁知半世不风光。昏昏守，梦一场，终身耽搁自伊妨，不如还我了当去，割断沙肠两下忘。各自去，趁早强，别图良配过时光，夫妻贫窘疏缘法，室内操戈也为凉。捧儿女，哭断肠，抱定亲生意惨伤，问言儿欲归何所，不随穷父只随娘。全天性，莫思量，养身那养志和肠，你非交本为商贾，休想三餐我饭尝。本缺少，讨孔方，无钱安得做爹娘，心高气硬不啾睬，子父逆伦也为凉。

妻妾奉，奴仆良，亲朋接踵笑高堂，兄爱弟敬相和睦，皆是趋炎不畏凉。贫自适，知止强，人情反覆甚炎凉，妻儿面且多冷暖，何怪旁人效此狂。尝世味，遍觅方，不知退隐避山岗，今朝昨日颜千变，你我他年过莫忘。朝耕陇！暮车塘，母为牛后死田庄，休行险道图侥幸，饮啄前生定主张。妻儿聚，冤债堂，割开萦绊劈炎凉，孽城打破逃身外，明目肩挑不着忙。

一笑歌

寒山拾得笑呵阿，恰遇弥勒来渡河，仙笑布袋痴和尚，佛笑邋遢二痴徒。仙笑和尚离彼岸，和尚笑仙脱爱河，和尚笑仙仙笑佛，佛仙拍手笑呵呵。不笑世人欢共乐，笑人羁绊被鬼魔，换脸改头来侍伴，笑人谁识破森罗。儿孙尝食爹娘肉，笑人滋味识如何，媳妇常抱公婆哭，笑人怀内孰谁阿。笑人霸占张三屋，李四搬来后又佗，笑人仓积皇家米，尔去征收却自何。笑人库内储金玉，堆积如山却自何，笑己肉身还自伪，做千年镇却如何。笑随车马多如簇，一朝气断用谁驼，娇妻美妾都成笑，谁人同去见阎罗。我等笑人人笑我，笑遍天涯总孽魔，我今见人只是笑，笑人梦不醒南柯。堪笑黄粱犹未熟，人生一世觉来呵，笑人拴缚业城内，笑人迷障在烟波。将身逃出无边界，看破人情只是笑呵呵。

百忍歌

百忍歌，歌百忍，忍是修齐之枢机，忍是治平之纲领。能忍贫而乐，能忍寿而永，不忍贵则倾，不忍富则窘，不忍小事变为大，不忍善性成凶狠。百忍歌，歌百忍，夷齐饿首阳，乃为义而忍，闵子守单衣，乃为孝而忍，相如屈廉颇，乃为忠而忍，苏武老匈奴，乃为节而忍。刘伶非端士，乃为酒不忍，桀纣失天下，乃为过不忍，石崇忘其家，乃为财不忍，项羽丧其元，乃为气不忍。百忍歌，歌百忍，文王姜里忍周兴，七国不忍干戈逞，勾践尝胆忍复仇，燕丹不忍速身殒，颜回陋巷忍箪瓢，子路不忍夫子哂，子房取履忍成名，田横不忍徒就刿，师德唾面忍自乾，德昭不忍真愚蠢。百忍歌，百忍歌，绝缨出烛全此忍，攘马赐酒施此忍，终身让路行且忍，食菹吞蛭充此忍，不罪吐茵推此忍。不辞饮醨味此忍，不发盗恶含此忍，不问朝士得此忍，与马不争闲此忍。射牛不较守此忍，持烛燃须明此忍，翻羹污袍甘此忍，六院同袍充此忍。惩忿窒欲忍之方，执雌守下忍之准，忍字可以作圣基，忍字可以为善本，忍字可以行蛮貊，忍字可以制强梗，如金忍炼精益精，如松忍寒劲益劲，如海忍污深益深，如山忍垢峻益峻。须知忍即量中天，莫嫌忍为心上忍，一忍七情皆中和，再忍五福皆辐臻。忍到百忍满腔春，熙熙宇宙都是境，作百忍歌歌不尽，铭心世世忍百忍。

养心歌

得岁月，忘岁月，得欢悦，且欢悦，万事乘除总在天，侧必愁肠千万结。放心宽，莫胆窄，古今兴废言可彻，金谷繁华眼里尘，淮阴事业锋头血。陶潜篱畔菊花黄，范蠡湖边芦月白，临潼会上胆气雄，丹阳县里箫声绝。时来顽铁有光辉，运去良金无艳色，逍遥且学圣贤心，到此方知滋味别，粗衣淡饭足家常，养得浮生一世拙。

长恨歌

月落更残，漏声断续，万事经心眠不熟，仰首望天天未明，侧耳听鸡鸡正宿，千愁万恨少人知，剔起银灯诉衷曲。少年胸襟天地宽，一心直想超凡俗，百工技艺不肯学，万卷诗书勤苦读，读书望登天子堂，谁知读书成劳碌。连年流落在江湖，江湖风景多潇索，一生去住由主人，三餐迟蚤❶由奴仆，俏眠孤枕梦魂多，冷落书斋形影独。身如有罪人，坐在无罪狱，利觅蝇头且莫言。弟子愚顽难辅育，辅育规模严，护短不容加鞭朴，辅育无成功，又责先生才不足。此情此情诉向谁，长叹一声自藏蓄。我思家有数亩田，勤俭足以供淡粥，我思家有数株桑，养蚕足以供衣服。有池可养化龙鱼，有地可栽双凤竹，墙东一枝林甫梅，雪里花开香馥郁，窗前数茎濂溪草，两间茂叶齐腰绿。夏有六郎莲，秋有渊明菊，更有一斗破书房，又有两间小茅屋。堂上母亲寿可祝，室中有女颜如玉。醒时酒一壶，闲来棋一局，散散淡淡过一生，何必衣金腰紫食天禄。思我功名心性酷，未肯飘然退林麓，丈夫有志事竟成，穷途何必吞声哭。苏秦未封侯，曾被妻嫂辱，大舜未登庸，深山伴麋鹿。曾闻韩李传，出入身为仆，又闻百里奚，将身自秦鬻。我有笔钻天，我有书满腹，文章压倒吕东莱，诗才不让黄山谷。孑孑兽中麟，琅琅石中璞，海底神龙不久潜，厩中良马岂长伏。冯驩长铗不须弹，郭隗之台终见筑。兴来挥笔写长歌，扫尽如天纸一幅，我歌我歌非逞才，吐出胸中愁万斛。长歌写罢胆气豪，叮咛重为主人嘱，主人为我瞩叮咛，古来穷达如转轴，冷地传胪第一名，天下英才尽刮目。

谯鼓歌

几更几点听我歌，孝亲顺长萃天和，睦邻教子安生理，毋作非为罹网罗。

---

❶ 蚤：通"早"。

几更几点听我歌，忍性含情受益多，熏陶德性成贤圣，父训师传谨切磨。

谯鼓初更睡未多，各人检点自心么，善恶一毫都有报，分明天道不差讹。

谯鼓二更醒也么，蓄思奸巧欲如何，你要弄人人弄你，几曾跳出恶巢窠。

谯鼓三更夜半过，天心中正影森罗，人心若比天心正，家自昌兮体自和。

谯鼓四更睡梦多，不知终日亦南柯，唤你醒时须急醒，等闲岁月易消磨。

谯鼓五更天若何，灵台初觉善心多，愿将此念同池水，任是风波也不波。

我今歌罢五更歌，端为诸人却睡魔，若得大家开醒眼，乾坤依旧禹山河。

放生文

盖闻天下至重者，生命；世间最惨者，杀伤。是故逢擒则奔，蚖虬犹知避死；将雨而徙，蝼蚁尚且贪生。何乃网于山，罟于渊，多方掩取。曲而钓，直而矢，百计搜罗。使其胆落魂飞，母离子散。或囚笼槛，则如处囹圄；或被刀砧，则同临剐戮。怜儿之鹿，欲疮痍而寸断柔肠；畏死之猿，望弓影而双垂悲泪。恃我强而凌彼弱，理恐非宜。食他肉而相己身，心将安忍。由是昊天垂悯，古圣行仁，解网着于成汤，畜鱼兴于子产。圣哉流水，润枯槁以囊泉；悲矣释氏，代危亡而割肉；天台智者，凿放生之池；大树仙人，护栖身之鸟。赎鳞虫而得度寿，禅师之遗爱犹存。救龙子而传方，孙真人之慈风未泯。一放龟也，毛宝以临危而脱难，孔愉以微职而封侯；一活蚁也，沙弥易短命而长年，书生易卑名而上第。屈师纵鲤于元村，寿增一纪，隋侯济蛇于齐野，珠报千金。拯已溺之蝇，酒匠之死刑免矣；舍将烹之鳖，厨婢之笃疾瘳焉。贸死命于屠家，张提刑魂超天界，易余生于钓艇，李景文毒解丹砂。孙良嗣解赠缴之危，卜葬而羽虫交助；潘县令设江湖之禁，去任而水族悲号。信老免愚民之牲，祥符甘雨；曹溪守猎人之网，道播神州。雀解衔环报恩，狐能临井授术，乃至残躯得命。垂白璧以闻经，难地求生，现黄衣而入梦，施皆有报，事匪无征，载在简编，昭乎耳目。普愿随所见物，发慈悲心，捐不坚财，行方便事。或恩周多命，则大积阴功。若惠及一虫，亦何非善事？苟日增而月累，自行广而福崇。慈满人寰，名通天府，荡空陷障，多祉萃于今生，培积善根，余庆及于他世。倘更助称佛号，加讽经文，为其回向西方，令彼永离恶道。则存心愈大，植德弥深，道业资之，速成莲台，生其胜品矣。

劝世文

粗衣淡饭足矣，村民陋巷何妨，谨言慎行礼从常，反复人心难量。骄奢起而败坏，勤俭守而荣昌，骨肉贫者莫相忘，都是自家身上。

本分循乎天理，前程管取久长，他非我量莫争强，忍耐些儿为尚。礼乐诗书勤学，酒色财气少狂，闲中检点日思详，都是自家身上。

作善必为庆泽，作恶终有灾殃，怜贫爱老效忠良，何用躬诚俯仰。运去黄金失色，时来铁也生光，眼前得失与存亡，都是自家身上。

凡事有成有败，任他谁弱谁强，身安饱暖足家常，富贵贫贱天降。得意浓时便罢，受恩深处休忘，远之愚谬近贤良，都是自家身上。

乐志论

蹰躇畦苑，游戏平林，濯清泉追凉风，钓游鲤弋高鸿。风干舞雩之下，吟归高堂之上，安神闺房，思老氏之玄虚，呼吸精和，求至人之仿佛。与达者数子，论道讲书，俯仰二仪，错综人物，弹南风之雅操，发清商之妙曲，逍遥一世之上。睥睨天地之间，不受当时之责，永保性命之期。如是则可以凌霄汉，出宇宙之外矣。

自乐词

阆苑瀛洲，金谷陵楼，美不如茅舍清幽。野花绣地，莫也风流，也宜春，也宜夏，也宜秋。酒熟堪酌，客至须留，更无荣无辱无忧，退闲一步，着甚来由，但倦时眠，渴时饮，醉时讴。

短短横墙，矮矮疏窗，忔憎儿小小池塘。高低叠峰，绿水边旁，也有些风，有些月，有些凉。日用家常，竹几藤床，靠眼前水色山光，客来无酒，清话何妨，但细烹茶，热烘盏，浅浇汤。

水竹之居，吾爱吾庐，石磷磷床砌阶除。轩窗随意，小巧规模，却也清幽，也潇洒，也宽舒。懒散无拘，此等何如，倚阑干临水观鱼，风花雪月，赢得工夫，好住心香，说些话，读些书。

净扫尘埃，惜耳苍苔，任门前红叶铺阶。也堪图画，还也奇哉，有数株松，数枝竹，数枝梅。花木栽培，取次教开，明朝事天自安排，知他富贵几时来，且优游，且随分，且开怀。

色戒箴

若耶溪女，千古姝色，倘有达人，名之尤物。今人相方，避谢千百，佳丽既征，云何则惑。一味痴淫，不辨菽麦，汁泄树枯，脂干灯灭。饮剧尊空，汲频水竭，物理如斯，匪云妄说。常见瘵人，纤腰一捻，譬彼杜鹃，所吐皆血。喘若吴牛，枯如涸彻，直至髓干，一缕斯绝。此辈阎罗，何曾拘摄，粉骷髅者，无乃勾牒。打筭及兹，毛寒心冽，补漏收缰，惧犹弗获。胆若弥天，请蹈覆辙，否则淫根，东流急撒。匪直全躯，兼以蓄德，厥有人伦，诗称琴瑟。反目固乖，嘻嘻岂得，举案近迂，画眉可辍。汉之长卿，才宁不杰，购一淫媚，消渴斯烈。予也躯命，岂供人悦，若不回顾，百分痴拙。梦觉酒阑，大笑口裂，自抚肝肠，一寸一铁。枯木寒岩，孤云积雪，作如是观，庶几了彻。究竟坚固，以保明哲。

清语摘奇

人物 自处超然，处人蔼然，无事澄然，有事斩然，得意恬欲然，失意泰然，非盛养者，不能与于此。燕居独处汩汩然，群居类聚施施然，没理没会缪缪然，临境上毂伈伈然，志得意满扬扬然，困穷拂郁戚戚然，是皆不学之故。

人物 程伊川尝言，今农夫祈寒暑雨，深耕易耨播种五谷，吾得食之；百工技艺，作为器物，吾得而用之；介胄之士，披坚执锐，以守土宇，吾得而安之。无功泽及人而浪度岁月，晏然为天地间一蠹。

人物 山栖是胜事，稍一萦恋，则亦市朝。书画赏鉴是雅事，稍一贪痴，则亦商贾。杯酒是乐事，稍一徇人，则亦地狱。好客是达事，一为俗子所扰，则亦苦海。

人物 武士无刀兵气，书生无寒酸气，女郎无脂粉气，山人无烟霞气，僧家无香火气，换出一番世界，俱世上不可少之人。

人物 口中不说雌黄，眉端不挂烦恼，可称烟火神仙。随宜而栽花竹，适性以养禽鱼，此是山林经济。

山水 山翠绕湖，容态百逞，独春朝最佳。或雾截山腰，或霞横树梢，或淡烟隐隐，摇荡晴辉。或岚气浮浮，掩映曙色，峰含旭日，明媚高彰，风散溪云，林皋爽朗。更见遥岑迥抹，柔蓝远岫，忽生湿翠，变幻天呈，顷刻万状，奈此景时值酣梦，恐市门未易知也。

山水 松声竹韵，不浓不淡，倾耳听之，顿长声价。春色艳冶如笑，夏山苍翠如滴，秋水明净如妆，冬山惨淡如睡。郭熙此语，分明画出四时山色，野人识此，真是取之无禁，用之不竭。

花木 六桥桃花，人争艳赏，其幽趣有六，未易领会。其一、在晓烟初被，霞彩影红，微露轻匀，风姿潇洒，若美人初起，娇怯新妆。其二、明月浮花，影笼香雾，色态嫣然，夜容芳润，若美人步月，丰致幽闲。其三、夕阳在山，红影花艳，酣春力倦，妩媚不胜，若美人微醉，风度羞涩。其四、细雨湿花，粉容红腻，鲜洁华滋，色更烟润，若美人浴罢，暖艳融酥。其五、高烧庭燎，把酒看花，瓣影红绡，争妍弄也，若美人晚妆，容冶波俏。其六、花事将阑，残红零落，辞条未晚，半落半留。兼之封家姨无情高下，陡作使万点残红，纷纷飘泊，扑面撩人，浮樽沾席，意况萧骚。若美人病怯，铅华消减，又若芳草留氛，翠钿堆锦。我当醉眠席地，放歌咏怀，使花片历乱满衣，残香隐隐朴❶鼻。梦与花神携手，思逐彩云飞动，幽欢流畅，此乐何极。

花木 以境论花，神气绝肖，桂花天宫，莲花佛国，梅花仙界，隔绝人世，凡境已脱。至若水仙梨花，一切清韵，则素士之明窗也。夭桃红杏，一切浓艳，则公子之华堂也。海棠为靓女之妆楼，玉兰为高人之杰阁，盘郁宫殿，而以牡丹芍药比观，隐逸茅茨，而以红蓼白苹较寂。或似维摩之室，或似庾公之楼，或似金谷之园，或似琅环之洞。若山茶山樊，秋葵秋菊，石榴如火，丁香如星，由此而推，一一配合，拟境得神，自是花中快论耳。

撰读 读书宜楼，其快有五。无剥啄之惊，一快也；可远眺，二快也；无湿气浸床，三快也；木末竹颠，与鸟交语，四快也；云霞宿高檐，五快也。

撰读 书堂中修行法。心闲手懒，则观法帖，以其逐字放置也。手闲心懒，则治迂事，以其可作可止也。心手俱闲，则写字作诗，以其可以兼济也。心手俱懒，则坐睡，以其不强役于神也。心不甚定，宜看杂短故事，以其易于见意，不滞于久也。心闲无事，宜看长篇文字，或经注或史传，或古人文集，此又甚于风雨之际及寒夜也。又曰手冗心闲，则卧；心手俱闲，则著作书字；心手俱冗，则思早毕其事，以宁吾神。

撰读 读史，宜映雪以莹玄鉴；读子，宜伴月以寄远神；读佛书，宜对美人，以脱堕空；读《山海经》、丛书、小史，宜看疏花瘦竹，冷石寒苔，以收无垠之游，而约缥缈之论；读忠烈传，宜吹笙鼓瑟以扬芳；读奸佞论，宜击剑捉酒以消愤；读骚，宜空山悲号，可以惊壑；读赋，宜纵饮狂呼，可以旋风；读诗词，宜歌童按拍；读神鬼杂录，宜烧烛破幽；他则遇境既殊，标韵不一。若眉公消夏辟寒，可喻适志，虽然，何时非散帙之会，

---

❶ 朴：通"扑"。

何处当掩卷之场，无使叔夜之懒，托为口实也。

撰读　美风研露，轻舟飞阁，山雨来，溪云声，美人分香，高士访竹。鸟幽啼，花冷笑，钓徒带烟水相邀，老衲问偈，奚奴弄柔。翰林头瓮，云边鹤，试茗扫落叶，跌坐散步，展古迹，调鹦鹉，乘其兴之所适，无致神情太枯。冯开之太史云：读书太乐则漫，太苦则涩，三复此言，深得我趣。

时赏　春夜行湖水间，稍入近市，过一酒家，索饮数杯，陶然就醉。乘月纵游，至一洞壑，歇马石梁，籍草少休，不觉遂成鼾睡。及醒，已深林啼鸟，疏柳摇烟，峭壁苍崖，岎峨列秀，不知复有人世也。而朝霞散采，青天一辟，墟里人烟，亦略可辨。

时赏　初夏浓阴，橙花郁烈，淡月疏烟，桃堤柳岸，棹歌轻扬，幰帖清吹，湖挂渔罾，桥斜鹤影。而修竹纱窗之间，依微读书之声，若出林表，故是幽绝之致，正如身处画图，人自不觉也。

时赏　秋来霜红雾紫，点缀成林，影醉夕阳，鲜艳夺目，时得新句，取红叶书之。临风掷水，泛泛随流，不知飘泊何所，幽人耿耿，撩人更于月夜，相对雾温，红新朝烟，凝望明霞艳目，岂值胜于二月花也。西风起处，一叶飞向尊前，意似秋色怜人，令我翻然神爽。

时赏　冬日之阳，夏日之阴，良辰美景，负杖蹑履，逍遥自乐。临池观鱼，披林听鸟，浊酒一杯，弹琴一曲，求数刻之乐，庶几居常以待终。

栖遁　客过草堂，问是何感慨而甘栖遁？曰：得闲多事外，知足少年中。问是何功课而能遣日？曰：种花春扫雪，看祭夜焚香。问是何知养而获终老？曰：研田无恶岁，酒国有长春。问是何往还而破寂寥？曰：有客来相访，通名是伏羲。

栖遁　箕踞于班竹林中，徙于青石几上，不有道笈梵书，或校雠四五字，或参讽一两章。茶不甚精，壶亦不燥，香不甚良，灰亦不死。短琴无曲而有弦，长讴无腔而有音，激气发于林樾，好风送之水涯，若非羲皇以上，定亦稽、阮兄弟之间。

煮茶　煮茶得宜而饮，非其人犹汲乳泉，以灌蒿莸，罪莫大焉。饮之者一吸而尽，不暇辨味，俗莫甚焉。茶之为饮，最宜精行修德之人，兼以白石清泉，烹煮如法，不时废而时兴，能熟习而深味，神融心醉，觉与醍醐甘露抗衡，斯善赏鉴者矣。

嗜酒 释法常性嗜酒，无寒暑风雨常醉，醉即熟寝，觉即朗吟，谓人云：酒天虚无，酒地绵邈，酒国安恬，无君臣贵贱之拘，无财利之图，无刑罚之避，淘淘焉，荡荡焉，乐其可得而量也。转而入于飞蝶都，则又蒙腾浩渺，而不思觉也。

焚香 香之为用，其切最溥。物以高隐，坐语道德，焚之可以清心悦神。四更残月，兴味萧骚，焚之可以畅怀舒啸。晴窗拓帖，挥尘闲吟，篝灯夜读，焚以远辟睡魔，谓伴月可也。红袖在侧，密语谈心，执手拥炉，焚以熏蒸热意，谓助情可也。坐雨闲窗，午睡初足，就案学书，啜茗味淡，一炉初熟，香霭馥馥撩人，更宜醉筵醒客。皓月清宵，冰弦戛拍，长啸空楼苍山，极目未残，炉蒸香雾，隐隐绕帘，又可祛邪辟秽，随其所适，无施不可。品其最优者，伽南止矣，第购之甚难，非山家所能卒办。其次莫若沉香，沉香有三等：上者，气大厚而反嫌于辣，下者，质大枯而又涉于烟；惟中者，最滋润而幽甜，可以称妙品。煮茗之余，即乘茶炉火便，取入香鼎，徐而爇之。当斯会心境界，俨若太清宫与上真游，不复知有人世矣。

五簋约

吴初生曰：司马温公真率会，品不得过五，子瞻减而为三，命名三养。曰安分养福，宽胃养气，省费养财。独谓多费者，多取养德尤切焉。然五为数之中，奉养于温公可也，过此礼忧其继矣。况触目饥寒，形女神蕊，而必遗芳射越，终归喧哗！恐亦鬼神所吐耳。

胡玄毓曰：物力已殚，俗性日奢，延宾一席，动至数十品。昔人云：高堂一席酒，贫寒半年粮。又曰：珍羞百味，无非一饱，何为以有限之财，作无益之费。良奇叹息，今敢为五品之约，亦崇雅还淳意也。

诗云：每食四盒，以隆贤也。雅有陈馈八簋，惟天子敦友生甥舅父行之。易又不曰：二簋可用享乎？今吾济式以五数足矣。

总之令主可办，客亦可安，弗失古人真率之意。矧有古今名人之训言在，愿同志者共遵之，未可与胡绲辈通也。遂刻之，且以风于里。

率真铭

吾斋之中，勿尚虚礼，不迎客来，不送客去。宾主相忘，座列无序，有茶且饮，无茶莫罪。闲谈古今，静玩山水，勿论是非，勿言官事。行往坐卧，以适幽趣，道义之交，如斯而已。

清课

焚香　煮茗　习静　寻真　读书　著书　论文　作诗　临帖　作画　鉴赏　摹古　觅友　寻僧　奉佛　参禅　说妙法　作佛事　翻经忏悔　放生　戒杀　刻篆　寄声　鼓琴　围棋　习射　投壶　清谈　清歌　采药　炼丹　饲鱼　调鹤　携妓　踏青　乞巧　临流　扫花　酹月　观云　涤砚　观剑　扫地　勘方　手谈

清醒

轻言　强酒　临事无智　妄随世缘　滥交　骂座　矜夸　做态　发人复　惯讥谑　开人秘司　蹈袭诗文　易喜　易怒　易忧　宜惧　无事忧容　喜携俗友　诋佛　凌僧　狎友　虐妓　不知足　好夺爱　好臧否人物　妄低毁书画　叙门第　好华肴　易咒誓　好言贫　翻乱书籍　借书不还　苛礼争道　对景无酒　虚度佳节　居无花竹　扇无诗画　文士不能诗　骚客不会　茶无火候　间断妙谈　甘肉食　旁容促　秽手拭器　歹扇索书　必索爱食　执物穷价　恣唾　搅涂几砚　摘花香　喜谈士宦降陟没要紧事

清福

生圣朝　大有年　尊生　温道　课见　灵孙　家庭孝友　骨

肉无故　佳儿　佳妇　冰清玉润　宅心厚　能忍耐　知节　不贪
衣食粗足　官私无负　当得无事　竹窗茶话　得心友　知己谈
架插万轴　得读奇书　能文章　行胸臆　名山游　遇故知　澹咏
小饮　开新酿　报花开　景中送酒　对酒当歌　婢仆拙　得佳梦
暑雨乘凉飔　曝眦观古帖　晓寒对日　暮雪围炉　获未见物　薄
醉　清睡　远归　病起　雅言虚　跌坐

清景

　　五岳十洲　洞天　福地　天湖山　杨花溪　梅花坞　红雨楼
雪蓑　雪洞　水竹居　草玄亭　曲房　石室　水阁　溪桥　平湖
寒潭　一鑑池　瀑布泉　桃源　柳堤　茂林修竹　碧水丹山　野
花幽岛　城市山林　桑麻深处　万家烟火　千峰月色　云封古寺
月移花影　午夜溪声　江天雪霁　空阶夜雨　清风明月　秋水芦
花　中秋月　霜天月　月中萧管　林端飞雪　海日　风潮　凉雨
洒孤舟　隐隐木鱼音　读书声　欸乃声　松下风　菱荷风　残灯
落雁　暮鸟巢林　帝鹃流莺　哀猿唳鹤　叶底流萤　夕阳蝉噪
天朗气清　惠风和畅

清供

　　古鼎　古琴　古剑　古镜　古墨　端砚　名帖　名画　书床
花笺　文具　印色泥　研山　笔筒　砚匣　笔洗　墨舟　笔床
水中丞　镇纸　书几　墨匣　书灯　图书匣　嫩架　裁刀　踈钟
清馨胆瓶　香品　铁如意　茶品　茶鼎　茶饼　茶籯　阿弥陀经
心经　金刚　楞严　圆觉　法华　清净　《黄庭》　《道德》
《南华》　《陆象山集》　《离骚》　《太玄》　《陶苏集》　《唐
诗》　《汇品》　《济南菴公太函集》　《李秃翁藏书》　《焚
书》　格言　故事传奇　图卷　蒲花褥　靠几　竹塌　梅花纸帐
藤墩　蒲草盆　隐几　蒲扇　蒲团　木鱼　念珠　奇石供　白瓷
碗　白鹤　野鹿　籜冠　棋枰　丹鼎　诗筒　青毡　衣匣　竹舆
轻舟　提炉　提盒　匏樽　诗瓢　花裀　得意花　湘竹簟　知文

僮　紫箫　太湖石　石盆花　蹇驴

宅相三十六善

居家尚礼样　子孙耕读　勤俭　无峻宇雕墙　无俊仆　每问纺织　睦乡族　早完官税　门多士君子　庭除洒扫　闺门严肃尊师重医　宴客有节无长夜之欢　不延妓女至家　不敢暴殄天物交易分明　女人不登山入庙　六婆不入门　幼者举动必禀命于家长　故旧穷亲在座阍人谦婉　不喜争讼　不信祷赛　家人无鲜衣恶习　不听妇人言　寝兴以时　不闻嬉笑骂詈　婚姻不慕势利田宅不求方圆　主人有先机远　务养元气　座右多格言庄语　能忍耐　畏清议　畏法度　行阴骘　祭祀必恭敬　全者鬼神福之，子孙保之，不然下手速修，谓移门换向，趋吉避凶之真诀也！

心相三十六善

焚香读书　有刚有柔　慕善近君子　委曲行阴德方便事　安分知命　不近小人　能治家不厌人乞假　不逐淫贪杀　闻事不惊张　改过　与人期不失信　夜卧不便睡着　上马不回头　不改行易操　毋作奸作恶　不谈闺阃事　不谈乱　作事同匦　不忘人恩扬善掩恶　急难中济人宽慰人　有大量　不助强欺弱　不忘故旧为事与众同之　知人诈伪能含容　得人物每事惭愧　当人语次不先起　语有序　嘉言善事　不嫌恶衣食　知人饥渴劳苦　不面杵人　省约惜福　不念旧恶　当思退步结果　全者福禄令终，不全者福禄半之，故相形不如相心，求人相不如自相。

积功格

凡遇事当克念力行，勿以善小而不为，庶可成个好人　以无添所生　行己谦虚　谨语言　得享能留余　引入学好　应缓急能白人隐陷　助行善事　拾路棘　赈济苦难中人　开示错失　焚弃字　分厘升合布施　扬善　指点迷途　护人婴儿险陷　隐恶

修理路桥　周饥渴寒劳　替天行道　劝息公讼　资助　孤贫老死棺椁　放惜天物　和解愤事　建言倡作兴利除弊　救放物命　一言方便　不作无益害有益　留还遗物　授方资药　能容忍　交易公平　惠疲癃残疾　孝悌忠信礼义廉耻

省过格

凡遇过事责勇猛速改　勿以恶小而为之　庶不作留恶浼世间矜夸骄傲　倡恶事　忌嫉人才美厚　长人行恶　不知恩　与人不恤饥寒老　破毁成事　占便宜　夺人之功为己力　讦发阴私　逐淫恣饮　好杀生灵充口腹　忿恨愤怒　戏弄误人　欺心诓骗人财物　亵渎鬼神　邮递传讹　搬唆是非启争端　造作虚言　信口应答　污弃书字图像　暴殄天物　攻巧诋　玩竭光阴作无益　没人善　贪吝　倚强凌弱恃富欺贫　彰人过　爽约　谋占强夺　负人托　骋长形人短　平地起风波

脏腑篇[1]

读脏腑纪事

龚子应圆，初习儒，尝欲师，予而不得，且未尝一面。今年夏，忽相遇于建南公署，一见欢然却道。万历丁未戊申间，事似以弗获受业为憾也者，已各牵率，匆匆别去。去三月复来，来则竟夕长谭[2]，不觉前席。应圆凤游金陵，往来建阳书林，声名藉藉，达官贵人，多下榻投辖，奚囊甚富，难以更仆。

廉宪桂公心折焉，业论次其大端。独丹书中《脏腑》一篇，应圆更揭以示余，余读之，大略根抵于《素问》、《难经》、《灵枢》、《玉函》诸书，折衷以己意其间。虚实生克，救疗调养之法，无不具备。理精微而词显豁，若饮池水照秦匦，国手玄宗两家兼利，故人不自信其脏腑，而争信应圆之论脏腑者，诚有味乎。其言之也，虽然能如元化破胸裂崀变，易其肠胃不为宿垢祟乎？能如省躬，邀取刘妹心肝，蠕蠕安置袖中，不为夜叉食乎。天地大矣，脏腑细矣，权舆自苦，山崩川竭，日食雷震，翻云覆雨之变，莫不于是乎。出为病巨而下药难，即应圆且若之何，逞有羸鹤求疗于裴生，云：必三世人血乃可。嗟！嗟！遍观伦类畴，为三世而人，其脏腑者，莽操懿温之，流匪鬼蜮，则犬豖其脏腑，殆未易测。予虽慨然，欲行将恶乎之乎？请以是质之应圆，乃嗒然若嘿而不答。

---

[1] 脏腑篇，天启本原无，据崇祯本第五卷补入。

[2] 谭：通"谈"。

脏腑论

古之圣人，若见垣，若内照，神灵莫测，不爽丝毫，岂真有异人之目，可以洞彻皮毛，映见脏腑哉！亦惟是望外以知内耳。黄帝脏象诸篇，揭脏腑以开来，无殊对鉴，而学者未别未彰，往往托言，微于脉理，而昧显察于当机，尚得谓之识者乎？经曰：

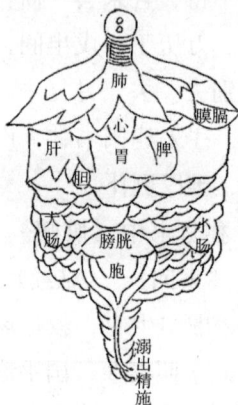

图64 脏腑正面图

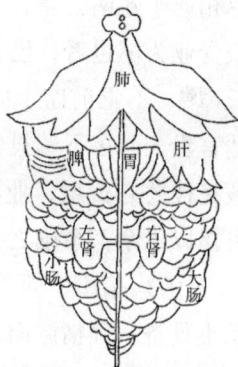

图65 脏腑背面图

皮有分部，脉有经纪，筋有结络，骨有度量。别其分部，左右上下，阴阳所在，表里虚实，可得可见。又曰：治之要极，无失色脉，用之不忒，治之大则，彼望齐候之色者，望此而已矣。后世遂艳传其奇，以为绝世，抑孰知显而可征，有如是乎？苟未辨脏腑之故而第曰指下能得之，则心色合脉之说，其谓之何？故云：不诵十二经络，开口动手便错，良有以也。图说数则，搜掇成篇，王启玄所谓"将升岱岳，非径奚为？欲诣扶桑，无舟莫适"。此盖师其意云。（图64、图65）

手少阴心经丁火

心者，君主之官也，神明出焉。心者，生之本，神之变也。为阳中之太阳，通于夏气。主明，则下安，以此养生则寿；主不明，则十二官危，使道闭塞而不通，形乃大伤，以此养生则殃。

心以膻中为腑，此小肠为表里。其母肝木，其子脾土，其克肺金，其贼肾水，其象火，其藏神，其旺夏，其绝冬，其色赤，其位南，其卦离，其恶热，其性礼，其音徵，其数七，其味苦，其臭焦，其华面，其候舌，其充血，其液汗，其声哭，其气呼，其不足则忧，其有余则笑不休，其平脉洪，其贼脉沉，其死壬癸日，其畜羊，其谷黍，上为荧惑星。其见症也，消渴，两肾内痛，后连腰背痛，浸淫，善笑，善惊，善忘，上咳吐，下气泄，眩仆身热，腹痛而悲。手少阴气绝，则脉不通，脉不通，则血不流，血不流，则色泽去，故面黑如熏，此血先死。心绝一日死，心至悬绝九日死。赤欲如帛裹朱，不欲如赭，赤如鸡冠者生，赤如衃血者死。

忧愁思虑则伤心，实则梦忧惊恐怖，虚则梦烟火焰明。喜伤心，恐胜喜，热伤气，寒胜热，苦伤气，酸胜苦。苦走血，血病毋多食苦。多食咸，则脉凝泣而变色。心欲软，急食咸以软之，以咸补之，以甘泻之。心苦缓，急食酸以收之，犬肉、麻仁、李、韭皆酸。手少阴心之脉，起于心中，出属心系，下膈络小肠。其支者从心系挟咽系目。其直者复从心系，却上肺，出腋下，下循臑内后廉，行太阴心主之后，下肘内廉，循臂内后廉，抵掌后兑骨之端，入掌内后廉，循小指之内出其端。多血少气，午时气血注此。

东垣报使引经　独活　细辛

心脏之图

心形如未敷莲花，重十二两，中有七孔三毛盛精汁，三合附脊第五椎。《尔雅》曰：心纤也，灵纤细微，无物不贯。厄言曰：深也，深居高拱，相火代之行事也。（图66）

心虚

忌升散、苦寒、辛燥、破气。

升麻　柴胡　细辛　川芎　防风以上升散　山栀　黄连　黄芩　香茗以上苦寒　干姜　吴萸　生姜　姜黄　半夏　南星以上辛燥　青皮　枳实　枳壳　厚朴　槟榔　牵牛以上破气

宜补血、酸敛，佐以咸寒。

生地黄　龙眼肉　五味子　上人参　白茯苓　金石斛　酸枣仁　石菖蒲　柏子仁　丹参　白茯神　远志肉　大甘草　丹砂　炒盐

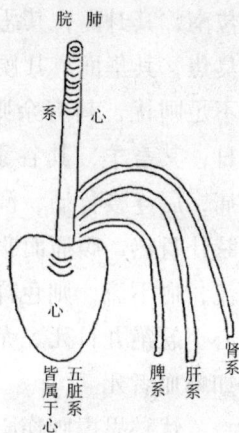

图66　心脏之图

心实 即实火实热，谵语、舌破、烦躁、自哭、发狂

忌补敛、升、热、温燥。

人参　黄芪　人胞　鹿茸　肉桂以上补敛　升麻　柴胡以上升　天雄　附子　芦巴　桂枝　麻黄　仙茅　硫黄　胡椒　干姜　吴萸　川椒　烧酒　大蒜以上热　半夏　南星　白术　苍术　防风　藁本　细辛　荜茇　草豆蔻　肉豆蔻　白豆蔻以上温燥

宜降火清热，苦寒以折之，辛寒以散之，甘寒以缓之，咸寒以润之。

川黄连　真犀角　白石膏　真丹砂　牡丹皮　澄滑石　生甘草　麦门冬　淡竹叶　童便

便结燥加芒硝、大黄。发狂亦如之。

手太阴肺经 辛金

肺者，相传之官，治节出焉。肺者，气之本，魄之处也。为阳中之太阴，通于秋气。肺配胸中，与大肠为表里。其母脾土，其子肾水，其克肝木，其贼心火，其象金，其藏魄，其旺秋，其绝夏，其色白，其位西，其卦乾，其恶寒，其性义，其音商，其数九，其味辛，其臭腥，其华毛，其候鼻，其充皮，其液涕，其声哭，其气咽，其不足则太息，其有余则喘嗽，其平脉浮短，其贼脉洪，其死丙丁日，其畜马，其谷稻，上为太白星。其见症也，善嚏，悲愁，欲哭，洒淅寒热，缺盆中痛，腹痛，肩背痛，脐右少腹胀痛，小便数，溏泄，皮肤痛，及麻木喘少气，颊上气见。手太阴气绝，则皮毛焦，皮毛焦，则津液去，津液去，则皮节伤，皮节伤，则皮枯毛折，毛折者，则毛先死。肺绝三日死，肺至悬绝，十二日死。白欲如白璧之泽不欲如垩。白如豕膏者生，白如枯骨者死。形寒饮冷则伤肺，实则梦兵戈竞扰，虚则梦田野平原。忧伤肺，喜胜忧，热伤皮毛。寒胜热，辛伤皮毛。苦胜辛，辛走气，气病毋多食辛。多食苦，则皮肤槁而毛拔。肺欲收，急食酸以收之。以酸补之，以辛泻之，肺苦气上逆，急食苦以泄之。小麦、羊肉、杏、薤皆苦。手太阴肺之脉，起于中焦，下络大肠，远循胃口。上腑属肺，从肺系横出腋下，循臑内行少阴心主之前。循臂内上骨下廉入寸口，上鱼际，循鱼际出大指端。其支者从腕后，直出次指内廉，出其端。多气少血，寅时气血注此。

东垣报使引经　白芷　升麻　葱白

肺脏之图

肺重三斤三两，六叶两耳，凡八叶附脊第三椎。（图67）

卮言曰：肺者，筏也。筏筏然居乎上，为五脏之华盖。《医旨绪余》曰：肺者，勃也。言其气勃郁也。

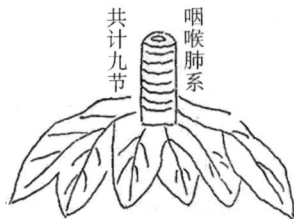

咽喉肺系　共计九节

图67　肺脏之图

肺虚

忌补气、升散、辛燥、温热。

人参　黄芪 以上补气　麻黄　紫苏　前胡　柴胡　升麻 以上升散

半夏　南星　白术　苍术以上辛燥　官桂　附子　天雄　胡椒　蒜
姜以上温热

宜清热、降气、酸敛、润燥。

天门冬　麦门冬　川贝母　新百合　川百部　桑白皮　家苏子
枇杷叶　五味子　肥杏仁　五倍子　蜜　梨　柿

肺虚无热有寒者，宜服干姜　五味子　胡桃肉　好人参　陈麻黄
肥杏仁　白前胡　广陈皮　大半夏　紫菀　肉桂心　钟乳粉　生姜

肺实

忌敛涩、补气、升、燥、热、酸、咸。

五味　乌梅　诃子　粟壳　白果以上敛涩　人参　白术　苍术
黄芪以上补气　升麻　柴胡以上升　半夏　南星　乌药　香附　防风
猪苓　泽泻以上燥　官桂　附子　天雄　干姜　吴萸以上热　醋盐二
味酸咸

宜降气、润、甘寒、苦寒佐以辛散。

紫苏子　枇杷叶　桑白皮　栝楼根　肥杏仁　香前胡　白前胡
鲜知母　车前子　白石膏　枯黄芩　川贝母　天门冬　桑黄

足厥阴肝经（乙木）

肝者，将军之官，谋虑出焉。肝者，罢极之本，魂之居也。为
阳中之少阳，通于春气。肝以胆为腑，其母肾水，其子心火，其克
脾土，其贼肺金，其象木，其藏魂，其旺春，其绝秋，其色青，其
位东，其卦巽，其恶风，其性仁，其音角，其数八，其味酸，其臭
膻，其华爪，其候目，其充筋，其液泣，其声呼，其气嘘，其不足
则悲，其有余则怒，其平脉弦，其贼脉涩，其死庚辛日，其畜鸡，
其谷麦，上为岁星。其见症也，头痛，脱色，善洁耳无闻，颊肿，
肝逆，面青，目赤，肿痛，两胁下痛，引小腹胸痛胁肿，妇人小腹
肿，腰痛不可俯仰，四肢满闷挺长，热呕逆，睾疝暴痒，足逆寒
胻，善瘛，遗溺，淋溲，便难，癃狐病癫，冒眩转筋，阴缩筋挛，
善恐，胸中喘，骂詈，血在胁下喘。足厥阴气绝，则筋缩，引卵与
舌卷。筋者，聚于阴器，而络于舌本，故脉不荣，即筋缩急，筋缩

急，即引卵与舌，故舌卷卵缩，此筋先死。肝绝，八日死。肝至悬绝，十八日死。青欲如苍璧之泽，不欲如蓝。青如翠羽者生，青如草兹者死。恚怒气逆，上而不下，则伤肝。实则梦山林大树，虚则梦细草苔藓。怒伤肝，悲胜怒，风伤筋，燥胜风，酸伤筋，辛胜酸。酸走筋，筋病毋多食酸。多食辛，则筋挛急而爪枯。肝欲散，急食辛以散之，以辛补之，以酸泻之。肝苦，急食甘以缓之。粳米、牛肉、枣、梨皆甘。足厥阴肝之脉，起于大趾聚毛之上，循足跗上廉去内踝一寸，上踝三寸，交出太阴之后，上腘内廉，循股入阴中，环阴器，抵少腹挟胃，属肝络胆，上贯膈，布胁肋，循喉咙之后，上入颃颡，连目系上出额与督脉，会于巅。其支者，从目系下颊里环唇内，其支者，复从肝则贯膈，上注肺。

多血少气，丑时气血注此。

东垣报使引经　柴胡本经　青皮行下
川芎行上

肝脏之图

肝重四斤四两，左三叶，右四叶，凡七叶附脊第九椎。（图68）

厄言曰：肝者干也，属木，象木枝干也。

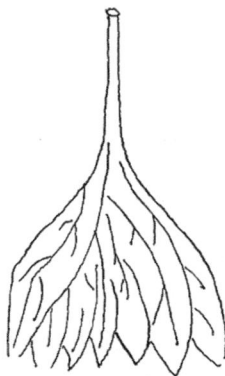

图68　肝脏之图

肝虚

忌收敛、破气、升散、苦寒、下。

乌梅　五味　芍药　醋　黄芪　白术　苍术以上收敛　青皮枳实　枳壳　厚朴　槟榔　牵牛　蓬莪术以上破气　升麻　柴胡以上升散　黄芩　黄连　黄柏　山栀　胆草以上苦寒　大黄　芒硝以上下

宜辛散、甘缓。

大当归　淮地黄　甘菊花　大甘草　胡麻仁　谷精草　决明子　白蒺藜　羊、牛、兔肝

福慧寿康

脏腑篇

183

因郁而虚者宜。

北细辛　南木香　决明子　缩砂蜜　沉木香　大川芎　陈皮
香附米　生姜　牛、羊、兔肝

肝实

忌补气、升、酸敛、辛热、辛温、燥。

黄芪　鹿茸　人胞　人参　白术　苍术以上补气　升麻　防
风以上升　五味　乌梅　醋以上酸敛　麻黄　硫黄　藁本　官桂
附子　天雄　烧酒　蒜　胡椒以上辛热　干姜　生姜　当归　细
辛　桂枝以上辛温　半夏　南星　天麻以上辛燥

宜清热、降气、苦寒、辛寒、甘寒、酸寒。

广橘皮　花青皮　川黄连　龙胆草　北柴胡　白芍药　枯黄
芩　紫苏子　生甘草　真青黛　甘菊花　胡黄连　车前草　生地
黄　羚羊角

足太阴脾经（乙土）

脾者，仓廪之官，五味出焉。脾者，仓廪之本，营之居也。
此至阴之类，通于土气。脾以胃为腑，其母心火，其子肺金，其
克肾水，其贼肝木，其象土，其藏意，其旺长夏，及四季之末，
其绝春，其色黄，其位中央，其卦坤，其恶湿，其性信，其音
宫，其数五，其味甘，其臭香，其华在唇四白，其候口，其充
肉，其液涎，其声歌，其气呵，其不足利少气，其有余胀满，其
平脉缓，其贼脉弦，其死甲乙日，其畜牛，其谷稷，上为镇星。
其见症也，五泄注下五色，大小便不通，面黄，舌本强痛，口
甘，食既吐，食不下咽。怠惰，嗜卧，抢心，善饥，善咏，不嗜
食，不化食。尻阴膝膕胻足背痛，烦闷，心下急痛，有动痛按之
若牢，当脐痛，心下痞，腹胀肠鸣，飧泄不化，足不收行，善
瘛，脚下痛，九窍不通，溏泄水下，后出余气则快。饮食中满，
食减善噫，形醉，皮肤润而短气肉痛，身体不能动摇，足胕肿若
水。足太阴气绝，则脉不荣其口唇，口唇者，肌肉之本也。脉不
荣，则肌肉不润泽，肌肉不润泽，则肉满，肉满则唇反，唇反则

肉先死。脾绝十二日死。脾至悬绝四日死。黄欲如罗裹雄黄，不欲如黄土。黄如蟹腹者生，黄如枳实者死。饮食劳倦则伤脾，实则梦欢歌快乐，虚则梦饮食相争。思伤脾，怒胜思，湿伤肉，风胜湿，甘伤肉，酸胜甘。甘走肉，肉病母多食甘。多食酸则肉胝皱而唇揭。脾欲缓，急食甘以缓之。以甘补之，以苦泻之。脾苦湿，急食咸以燥之。大豆、豕肉、栗、藿皆咸。足太阴脾之脉，起于大指之端，循指内侧白肉际，过窍骨后，上内踝前廉上腨内，循胻骨后交出厥阴之前，上循膝股内前廉入腹，属脾络胃、上膈、挟咽、连舌本、散舌下，其支别者，复从胃别上膈注心中。少血多气，巳时气血注此。

东垣报使引经　白芍　升麻

脾脏之图

脾重二斤二两，扁广三寸，长五寸，有散膏半斤。中梓曰：脾胃属土，故俱从田字。田者土也，胃居正中，故田字居正中，脾属于右，故田字亦偏右（图69）

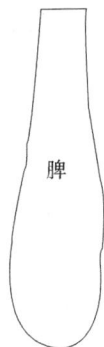

脾

图69　脾脏之图

脾虚

忌下、降泄、大忌破气、苦寒，复忌燥。

大黄　山栀　知母　巴豆　牵牛　姜黄　芒硝　礞石　商陆　乌柏根皮以上下　天冬　花粉　石膏　滑石　葶苈　瞿麦　生地以上降泄　青皮　枳实　枳壳　厚朴　槟榔　三棱　蓬莪术以上破气　黄芩　黄连　黄柏　槐花以上苦寒　半夏　南星　猪苓　泽泻　木通以上燥

宜甘温、甘辛。

好人参　大枣肉　酸枣仁　白芍药　山薯蓣　炙甘草　莲子肉　白茯苓　白扁豆　芡实肉

佐以缩砂仁、橘红、白豆蔻。

脾实 *即湿热邪*

忌湿润、收涩、滞腻、热、咸、甘。

当归　苁蓉　天冬　面糟　酒以上湿润　乌梅　五味　白果　肉蔻　粟壳　亚芙蓉　诃子以上收涩　猪脂　羊肉以上滞腻　天雄　附子　干姜　肉桂　吴萸　荜茇　胡芦巴以上热　鹿茸　食盐以上咸　人参　黄芪　甘草　饴糖　蜂蜜　大枣以上甘

宜除湿清热、利便、辛散、风燥、苦寒。

川黄连　制苍术　山栀仁　结猪苓　新泽泻　白滑石　车前子　赤茯苓　旧枳实　白豆蔻　防风肉　干葛粉　玄明粉　豆豉

足太阴肾经 *癸水*

肾者，作强之官，伎巧出焉。肾者，主蛰，封藏之本，精之处也。为阴中之少阴，通于冬气。肾以膀胱为腑，其母肺金，其子肝木，其克心火，其贼脾土，其象水，其藏志，其旺冬，其绝长夏及四季之末，其色黑，其位北，其卦坎，其恶燥，其性智，其音羽，其数六，其味咸，其臭腐，其华在发，其候耳，其充骨，其液津，其声呻，其气吹，其不足则厥，其有余则肠泄，其平脉沉，其贼脉缓，其死戊己日，其畜彘，其谷豆，上为辰星。其见症也，面如漆，眇中清，面黑如炭，口渴，咳唾多血，胸中满，大小腹痛，大便难，脐左胁下背肩髀间痛。饥不欲食，心悬如饥，腹大胫肿，咳嗽，脊臀股后痛。脐下气逆，小腹急痛泄，足痿厥，下肿，足胕寒而逆。肠澼阴下湿，四指黑，手指青厥，足下热，嗜卧，坐而欲起，冻疮，下痢，善思，善恐，四肢不收，四肢不举。

足少阴气绝，则骨枯。少阴者，冬脉也。伏行而温于骨髓，故骨髓不温，即肉不着骨，骨肉不相亲，即肉濡而却，肉濡而却。故齿老而枯，发无润泽者，骨先死。肾绝四日死。肾至悬绝七日死。黑欲如重黑漆，不欲如炭色。黑如乌羽者生，黑如炱者死。入坐湿地，强力入水，则伤肾。实则梦腰脊解软，虚则梦涉水恐惧。恐伤肾，思胜恐，寒伤血，燥胜寒，咸伤血，甘胜咸，咸走骨，骨病毋多食咸。多食甘，则骨疼痛而齿落。肾欲坚，急食苦坚之，以苦补之，以咸泻之。肾苦燥，急食辛以润之，黄黍、鸡、肉、桃、葱皆辛。足少阴肾之脉，起于足小趾之下，斜趋足心，出然谷之下，循内踝之后别入跟中，上腨内，出腘内廉，上股内后廉贯脊属肾、络膀胱。其直者，从肾上贯肝膈，入肺中，循喉咙挟舌本。其支者，从肺出络心注胸中。多血少气，酉时气血注此。

东垣报使　独活　肉桂

肾脏之图

父母媾精，未有形象，先结河车，中间透起一茎如莲蕊，初生乃脐带也。蕊中一点，实生身立命之原，即命门也。自此天一生水，先结两肾。夫命处于中，两肾左右开阖，正如门中枨闑，故曰静而阖涵养乎。一阴之真水动而开，鼓舞乎龙雷之相火，水为常，而火为变，可谓深得其旨。（图70）

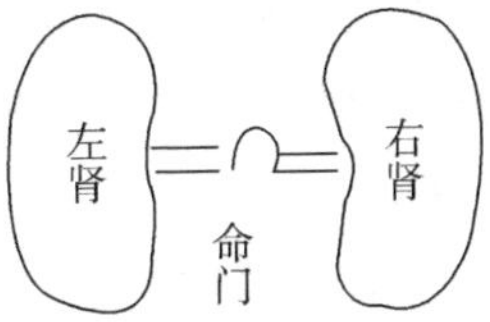

图 70　肾脏之图

《甲乙经》曰：肾者引也，能引气通于骨髓。厄言曰：肾者神也，妙万物而为言也。肾有两枚，形如豇豆，重一斤一两，附脊—十四椎，当胃下两旁前后分脐平直。

肾虚 即肾水真阴不足

忌升、破气、辛燥、利水、温热，补命门火。

升麻　柴胡 以上升　青皮　枳壳　枳实　厚朴　槟榔　牵牛 以上破气　半夏　南星　二术　猪苓　泽泻　瞿麦　滑石 以上辛燥利水　生姜　干姜　吴萸　附子　天雄　硫黄　官桂 以上温热　仙茅　巴戟　胡芦巴　人参　故芷　鹿茸　人胞 以上补命门相火

宜滋阴、润、生精补血、除热、甘寒、酸寒、苦寒、咸寒。

熟地黄　胡桃肉　炒黄柏　牡丹皮　枸杞子　五味子　人乳汁　肉苁蓉　清河参有肺热者忌之　地骨皮　炒知母　金石斛　牛膝肉　嫩鹿茸　山茱萸　柏子仁　车前子　青蒿子　麦门冬　淮山药　白胶香　虎头骨　菟丝子　真丹参　五加皮　川续断　厚杜仲　川萆薢　补骨脂　沉香水　沙苑蒺藜　芡实肉　牡蛎粉　桑螵蛸　败龟板　海狗肾　狗脊　真锁阳

肾无实故无泻法。

命门虚 即元阳真火不足

忌泄下、辛寒苦寒、淡渗、发散、燥、破气，补肾水苦寒。

大黄　巴豆　芒硝以上泄下　石膏　山栀以上辛苦寒　猪苓　泽泻　瞿麦　木通以上淡渗　麻黄　紫苏　柴胡　前胡　防风　荆芥以上发散　二术　南星　半夏以上燥　青皮　枳壳　枳实　厚朴　槟榔　牵牛以上破气　黄柏　知母　生地　天冬以上补肾水苦寒药

宜益真阳之气，甘温、咸温，佐以甘热酸敛。

嫩鹿茸　白胶香　山茱萸　女红铅　肉苁蓉　菟丝子　枸杞子　覆盆子　清河参　五味子　巴戟天　大附子　真仙茅　阳起石　海狗肾　蛇床子

手厥阴心包络经 丙火

膻中者，臣使之官，喜乐出焉。其见症也，哭不休，手心热，心中大热，面黄目赤，心中动。手厥阴心胞络之脉，起于胸中，出属心胞下膈历络三焦。其支者循胸出胁，下腋三寸，上抵腋下，下循臑内，行太阴少阴之间，入肘中下臂，行两筋之间，入掌中，循中指出其端。其支别者，从掌中循小指，次指出其端。多血少气，戌时气血注此。

东垣报使引经　柴胡行上　川芎行上　青皮行下

心胞络 无图

胞络者，胞络其心也，即膻中也，为心之腑。心胞络独无图者，以其在心下横膜之上，竖膜之下，与横膜相连，而黄脂裹者，心也。其脂膜之外，有细筋膜如系，与心肺相连者，心胞络也。观其命名，即可思义，乃叔和配诸尺中，因其为臣使之官，应心主，而为相火故惧耳。参玩《内经》，昭然可辨。其补则宜地黄，泻则宜枳壳、乌药，温则宜肉桂，凉则宜栀子之类。

手阳明大肠经 庚金

大肠者，传道之官，变化出焉。其见症也，大指次指难用，耳聋炜之焞之，耳鸣嘈嘈，耳后肩臑肘臂外皆痛，气满，皮肤坚而不痛。手阳明大肠之脉，起于大指次指之端，循指上廉，出合谷两骨之间，上入两筋之中。循臂上廉，入肘外廉，循臑外前廉，上肩，出髃骨之前廉，上出柱骨之会于大椎下，入缺盆，络肺下膈，属大肠。其支别者，从缺盆上颈，贯颊，入下齿缝中，还从侠口，交人中，左之右，右之左，上侠鼻孔。气血俱多，卯时气血注此。

东垣报使引经 葛根 白芷 升麻 行上 石膏 行下

大肠腑之图

大肠重二斤十二两，长二丈一尺，广四寸，径一寸，当脐右回叠，积十六曲，盛谷一斗，水七升半。（图71）

厄言曰：肠者畅也，贵通畅也。大肠上口，小肠下口，大肠下接直肠，下为肛门谷道。

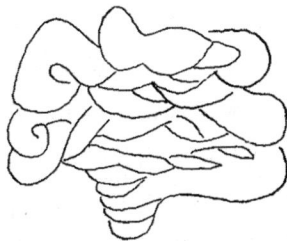

图71 大肠腑之图

大肠虚

忌破气、下、燥、热。

青皮　枳壳　枳实　槟榔　厚朴　姜黄 以上破气　大黄　乌柏树根皮　玄明粉　芒硝　礞石　巴豆　牵牛 以上下　半夏　南星　二术　防风　猪苓　泽泻　羌活　独活　防己 以上燥　附子　干姜　肉桂　吴萸 以上热

宜补气、润燥、甘温、涩敛。

清河参　软黄芪　麦门冬　五味子　白芍药　炙甘草　莲子肉　肉豆蔻　诃梨勒　五倍子　罂粟壳

大肠实

忌补敛、燥、热。

白术　苍术　人参　黄芪　乌梅 以上补敛　半夏　南星 以上燥　桂枝　麻黄　附子　天雄　胡椒　火酒　大蒜 以上热

宜润下、苦寒、辛寒。

生地黄　二麻仁　板桃仁　川黄连　条黄芩　净槐花　川大黄　白石膏　鲜知母　旧枳壳　郁李仁

足少阳胆经 （甲木）

胆者，中正之官，决断出焉。其见症也，口苦，马刀挟瘿，足外热，寝寒，憎风，体无膏泽，胸中、胁肋、膝外至胻绝骨外、踝前诸节痛，善太息。

足少阳胆之脉，起于目锐眦，上抵头循角，下耳后循颈，行手少阳之前，至肩上，却交出少阳之后，入缺盆。其支者，从耳后入耳中，出走耳前，至目锐眦后。其支者，别目锐眦下大迎，合手少阳于頄下，临颊车下颈合缺盆，下胸中贯膈络肝属胆，循胁里出气街，绕毛际，横入髀厌中。其直者，从缺盆下腋，循胸过季胁下，合髀厌中以下，循髀外出膝外廉下外辅骨之外，直下抵绝骨之端。下出外踝之前，循足跗上，入小指次指之间。其支者，别跗上入大指，循歧骨内出其端，还贯入爪甲出三毛。气❶多少血，子时气血注此。

东垣报使引经 川芎行上 柴胡本经 青皮行下

胆腑之图

胆在肝之短叶间，重三两三铢，藏精汁三合，状如瓶。（图72）

厄言曰：胆者淡也，清净之府，无所受输，淡淡然者也。中梓曰：胆者担也，中正之官，决断出焉，言有担当也。

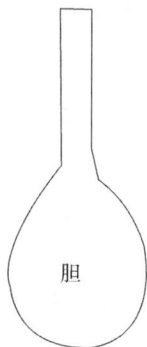

图72　胆腑之图

胆虚

忌汗、吐、下、苦寒、破气、过燥。

麻黄 桂枝 生姜 前胡 紫苏以上汗 山栀 瓜蒂 参芦 盐汤以上吐 大黄 芒硝 巴豆 牵牛以上下 知母 黄芩 黄连 黄柏以上苦寒 青皮 枳壳 枳实 厚朴 槟榔以上破气 南星 二术以上过燥

宜甘温、甘平、酸敛，佐以微辛。

酸枣仁 白芍药 谷精草 决明子 木贼草 大甘草 淡竹叶 白竹茹 好人参 当归身 广陈皮

胆实

忌汗、吐、下。

麻黄 桂枝 羌活 独活 生姜以上汗 栀子 参芦 虾汁 瓜蒂以上吐 大黄 芒硝 枳实以上下

宜和解、辛寒、甘寒、苦寒、辛温。

北柴胡 条黄芩 大半夏 老生姜 生甘草 广橘皮 龙胆草

---

❶ 气：原文作"毛"，据文意改。

足阳明胃经 戊土

胃者，亦仓廪之官，五味出焉。其见症也，恶烟火，闻木音则惊狂，上登而歌，弃衣而走，颜黑，不能言，呵欠，消谷善饥，颈肿，膺乳、冲股、伏兔、肠外廉、足跗皆痛，胸旁过乳痛。口渴，腹大，水肿，奔响腹胀，胻内廉跗痛。髀不可转，腘如结，腨如裂，膝髌肿痛。遗溺，矢气，善伸，数欠，癫疾，湿浸，心欲动，则闭户独处惊栗，身前热，身后不热。足阳明胃之脉，起于鼻交頞中。旁约大肠之脉，下循鼻外，入上齿中，还出挟口，环唇，下交承浆却循颐后下廉，出大迎，循颊车，上耳前过客主人，循发际，至额颅。其支别者，从大迎前下人迎，循喉咙，入缺盆，下膈属胃络脾。其直者，从缺盆下乳内廉，下挟脐，入气街。其支者，起胃口，下循腹里，下至气街而合以下髀关，抵伏兔，下入膝髌中，下循胻外廉，下足跗，入中指内间。其支者，下膝三寸，而别以下入中指外间。其支者，别跗上入大指间出其端。多血多气，辰时气血注此。

东垣报使引经　葛根　白芷　升麻 行上　石膏 行下

胃腑之图

胃重二斤十四两，纡屈伸长二尺六寸，大一尺五寸，径五寸，容谷二升，水一斗五升。（图73）

卮言曰：胃者，汇也。号为都市，五味汇聚，何所不容，万物归土之义。

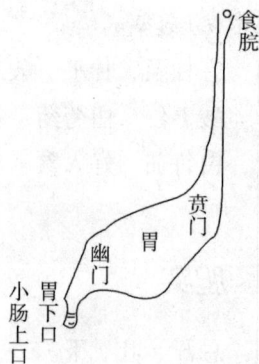

图73　胃腑之图

胃虚

忌下、破气、泄降，苦寒、燥、热。

大黄　芒硝　巴豆　牵牛　玄明粉 以上下　青皮　枳壳
枳实　槟榔　厚朴　姜黄 以上破气　山栀　黄芩　黄连　黄柏

知母　天冬　花粉　百部　瓜蒌仁　槐花　茗 以上泄降苦寒　羌活
独活　防己　半夏　南星　防风　猪苓　泽泻 以上燥　天雄
附子　肉桂　麻黄 以上热

宜益气，甘淡、甘平、酸。

好人参　白茯苓　金石斛　宣木瓜　麦门冬　广橘皮　云白术
白扁豆 兼寒加老生姜　白豆蔻　缩砂蜜 兼热加白竹茹　枇杷叶
薏苡仁　家莲肉　甘蔗浆　芦柴根

胃实

忌升、补敛、辛温、燥、热、湿热。

升麻　柴胡　防风 以上升　人参　黄芪　白术　苍术　五味
肉蔻　乌梅　醋 以上补敛　川芎　白芷　生姜 以上辛温　半夏　南
星 以上燥　桂枝　麻黄　附子　天雄　硫黄 以上热　苁蓉　南面
糟　酒　犬、羊、猪、鹅等肉 以上湿热

宜下，如邪未结，宜清热发散，苦寒、辛寒、甘寒。

川大黄　旧枳实　鲜知母　白石膏　麦门冬　生甘草　淡竹
叶　干葛根　大青　小青　青黛　苧根　盐　连翘

足太阳膀胱经（壬水）

膀胱者，州都之官，津液藏焉，气化则能出矣。其见症也，头苦痛，目似脱头两边痛，泪出，脐反出，下肿，便脓血，肌肉痿，项似拔，小腹胀痛，按之，欲小便不得。

足太阳膀胱之脉，起于目内眦，上额交巅上。其支别者，从巅至耳上角。其直行者，从巅入络脑还出别下项，循肩膊内挟脊抵腰中，入循膂络肾，属膀胱。其支别者，从腰中下贯臀，入腘中。其支别，从膊内左右别下贯髀❶，挟脊内，过髀枢，循髀外后廉下合腘中，以下贯腨内，出外踝之后，循京骨至小指外侧端。多血少气，申时气血注此。

---

❶ 髀：原文作"脾"，据文意改。

东垣报使引经　藁本行上　羌活行上　黄柏行下

膀胱腑之图

膀胱重九两二铢，纵广九寸，盛溺九升九合，广二寸。通身虚松，可以蓄水，渐渍而渗入胞中，胞满而溺出也，形与绵球相似。《甲乙经》曰：膀者横也，胱者，广也。言其体横广而短也；膀胱上下俱有口，上口络于阑阴，下口裹胞，乃胞外脂膏也。（图74）

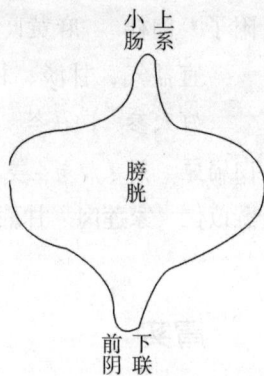

小上肠系

膀胱

前下阴联

图74　膀胱腑之图

膀胱虚

忌破气、燥。又忌利小便药。

青皮　枳壳　枳实　槟榔　牵牛以上破气　半夏　南星　猪苓　泽泻　二术　防风　羌独活以上燥

宜补气、酸敛。

清河参　五味子　山茱萸　益智仁　金樱子　川续断

膀胱实

忌燥、热、收涩。

半夏　南星　二术以上燥　桂枝　麻黄　附子　吴萸　椒蒜　火酒以上热　龙骨　益智　金樱子以上收涩

宜润、淡渗。

鲜知母　川黄柏　车前子　川木通　澄滑石　瞿麦　赤茯苓新泽泻

手太阳小肠经

小肠者，受盛之官，化物出焉。其见症也，面白耳前热，苦寒额颔肿不可转，腰似折，肩臑肘臂外后廉肿痛，臑臂内前廉痛。

手太阳小肠之脉，起于小指之端，循手外侧，上腕，出踝中，直上循臂骨，下连出肘内侧两筋之间。上循臑外廉，出肩解，绕肩髀，交肩上入缺盆，络心，循咽下膈抵胃，属小肠。其支别者，从缺盆循颈上颊，至目锐眦，却入耳中。其支者，别循颊上𩒐，抵鼻，至目内眦。

多血少气，未时气血注此。

卮言：泌清别浊，小液分于膀胱，滓秽分于大肠。

东垣报使引经　蒿本 行上　羌活 行上　黄柏 行下

小肠腑之图

小肠重二斤十四两，长三丈二尺，广二寸，半径八分，分之少半，左回叠积十六曲，容谷二斗四升，水六升三合，合之大半。（图75）

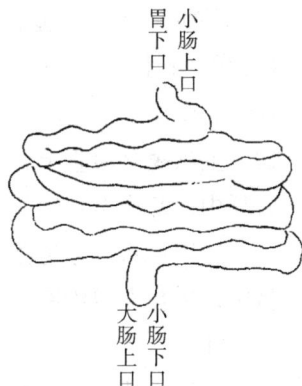

胃下口　小肠上口

大肠上口　小肠下口

图 75　小肠腑之图

小肠虚

忌破气、辛散、燥、热。

青皮　枳壳　枳实　厚朴　槟榔 以上破气　麻黄　紫苏　柴胡　前胡　防风　荆芥 以上辛散　半夏　南星　白术　苍术 以上燥　官桂　吴萸　附子　干姜　天雄 以上热

宜补气、甘温、酸温。

好人参　软黄芪　五味子　山茱萸　麦门冬　金石斛

若气虚遗尿，加牡蛎粉　益智子　金樱子　白龙骨

小肠实

忌敛涩，补气。

五味　乌梅　龙骨　牡蛎　诃子　益智 以上敛涩　人参　白

脏腑篇

术　苍术　黄芪 以上补气

宜通利、淡渗、苦寒、甘寒、咸寒。

车前子　白茯苓　川木通　生甘草　川黄蛎　鲜知母　条黄芩　牛膝肉　麦门冬　生地黄　川黄连　童溺

手少阳三焦经

三焦者，决渎之官，水道出焉。其见症也，耳鸣，喉痹肿痛，耳后连目锐眦痛，汗自出，肩臑痛，内外皆疼，小指次指如废。

手少阳之脉，起于小指次指之端。上出两指之间，循手表腕出臂外两骨之间。上贯肘循臑外上肩交，出足少阳之后，入缺盆，交膻中，散络心包，下膈偏属三焦。其支者，从膻中上出缺盆，上项挟耳后直上，出耳上角以屈下颊至顺。其支者，从耳后入耳中，却出至目锐眦。多血少气，亥时气血注此。

经曰：水谷之道路，气之所终始也。上焦在胃上口，其治在膻中；中焦在胃中脘，其治在脐旁；下焦当膀胱上口，其治在脐下一寸。

东垣报使引经　柴胡 行上　川芎 行上　青皮 行下。

三焦（无图）

三焦独无图者，上焦如雾，中焦如沥，下焦如渎，有象无质，即上中下三部脏腑空处是也。

三焦虚

忌破气、降。复忌升发、苦寒。

青皮　枳壳　枳实　厚朴　槟榔 以上破气　石膏　知母苏子　郁金　降香 以上降　升麻　柴胡　前胡　紫苏　麻黄 以上升发山栀　黄芩　黄连　黄柏 以上苦寒

宜补中益气，佐以辛温。

好人参　软黄芪　云白术　益智子　黑沉香　五味子　炙甘草

三焦实

忌补敛、升、燥热。

人参　黄芪　白术　苍术　五味　乌梅　益智　诃子_{以上补敛}
升麻　柴胡　防风_{以上升}　半夏　南星　麻黄　桂枝　附子_{以上}
_{燥热}

宜降、清热、调气、甘寒、苦寒、咸寒。

真苏子　白石膏　麦门冬　地骨皮　黑玄参　鲜知母　川黄
柏　童便

附常用诸药制法

白术　去皮梗，去湿利水。用麸炒微黄色，补胃。用净土炒
黄色，补脾。用浙术，其味甘而气厚，利水燥湿宜用各处山术，
其味淡而能渗。用者不可不审也。

苍术　去皮，用米泔水浸一宿，切片晒干，淡淡盐水微炒黄
色，再晒干贮之。久而不吐霜汁，可羡盐水制过，其剽燥之裂性
颇纯，不伤真液。出茅山，紧小沉重为佳。

陈皮　消痰理气。用福州红色者，谓之橘红。其味辛而性
燥，要去白瓤净而力愈大。若和中补脾胃，不必去白，惟去粗瓤
而已。用广州者宜，其味甘辛而性温和，所以善和中而益脾也。
今观广皮厚而软润，福皮薄而刚燥，从可知矣。炒则气耗用
力微。

青皮　温水浸一时，去瓤切，忌用麸炒。疏肝气积滞，用醋
炒燥。

枳壳　热水浸一时，取起晾❶干，慢火煨透热即取起，切片。
用破至高之气，消食去积滞，用麸炒，不尔气刚，恐伤元气。

半夏　用滚水入明矾或皮硝同泡，泡之时勿得动，一时汤

---

❶ 晾：原文作"亮"，据文意改。

冷，又易滚汤泡之，泡五七次者为佳。切片，仍以生姜捣汁拌，微炒过用，去风痰湿痰皆用此。若理脾止泻，如六君子汤中用者，宜半夏曲。曲之性，不甚燥，而得中和故也。

南星 用陈久者，滚汤明矾同泡。如半夏例，亦以姜汁拌和。其惊风风痰方中者用，以泡过者为末，装入腊月黄牛胆汁中，透风处阴干，待用之。

人参 去芦，其芦能上涌吐痰，无制。用黄亮结实者，其力大。松放轻虚者无力。

黄芪 北地如箭杆者佳。削皮劈开，用蜜水涂之，慢火炙过用，补中益气。如是若实腠理以固表，须酒炒。

当归 去土，劈开用酒浸洗，晒干切片。

生地 用无灰酒洗过，晒干。用鲜地黄捣汁熬膏，用木石臼，忌铁器。胃弱者，用姜汁炒。脾气滞而膈间痞闷不能服阴药者，须用之，以砂仁水湿同生地黄炒，则皆无碍也。

熟地 用无灰酒洗，晒干用。若作丸，以酒浸烂，木石臼中捣如泥。若蜜丸，先以和蜜匀，然后入众药，则不患不均矣。

芍药 热水泡半日，切片，酒炒过则不患酸。寒伐生气，行血分，得酒制尤力大。脾胃不足，呕哕者，有用姜炒。

茯苓 无制，惟拣云南结实而雪白者为佳，去皮净。若消肿病，不必去皮。五皮散，单用茯苓皮是也，四君子汤中用，必须南苓；五苓散中用，必须西苓方可。论淡渗，西苓尤速也。

猪苓 锋刀削去黑皮，滚水泡透，用捶打实，切之成片。

泽泻 削去毛，热水浸半时，切片。

黄连 酒炒，去头目之火。姜汁炒，去痰火胃火，不伤脾胃。去实火，三黄解毒汤中用，不必制，只要去毛净。

黄芩 治头目疾，须酒炒。去肺火，生用。去虚痰火，姜汁炒。治上病用片芩，治下病用条芩。

黄柏 酒炒。肾家用，盐水炒。

栀子 破，微炒。去浮火，连壳用。泻小肠火，独用仁，炒过研破，煎得味出。凡仁入煎，俱要研碎。

知母 去毛皮净。治嗽，酒炒。入肾，盐水炒。

杜仲 去粗皮，切。姜汁炒断丝，其丝不断，又复炒。孕妇用，糯米同炒之。

牛膝　去芦，酒洗，干切。

故纸　微炒香。

巴戟　热水泡透，以木捶打碎，擘去心。

小茴　微炒，入煎药研碎。

滑石　择细腻者，研为细末，水飞。入药粗者无效。

石膏　研极细，调入药尤效。作散者，煅熟；入煎剂者，半生半熟。

麦冬　热水泡一时透，去心用。如不去心服，反令人烦躁闷塞。

天冬　制同麦门冬。入丸药，酒浸极烂，捣如泥，调和众药。

厚朴　去粗皮，切片，姜汁炒。

扁豆　炒熟去壳，微捣碎用。

薏苡　微炒黄色。

桃仁　泡去皮尖及双仁者。双仁有毒，恐能杀人。

杏仁　泡去皮尖。入煎剂，研如泥用，或去油用者。

瓜蒌仁　去壳取仁，研碎入煎。

大黄　陕西庄浪卫者，有力，不作腹痛，川者力迟，而痛泻。实者，生用；虚弱者，酒蒸熟用。

朴硝　冬天度一次者，尤妙。未度，择定分两入盏，以热药泡之。同入煎众药渣中渗去，而力不全。

葶苈　纸炒，研碎入煎。

车前子　微炒，研碎入煎。如用叶，捣汁。

海藻、海带、海粉、昆布　俱去须微晒干。

青盐　温水洗净，晒干入药。

木香　不得见火。捣为末入煎，磨汁内熟汤中服。

沉香　檀香　俱同上法。

丁香、砂仁、白豆蔻　俱宜为末，调入汤。煎剂必待煎半熟方入可也，不尔香气皆泄散去，所以不作效。

三棱　热水泡浸一时，慢火煨透，切。

莪术　制同上，或以醋煮。

白蒺藜　炒研去刺，研碎入煎。

沙苑蒺藜　取净布四方一片，以水洗湿，略扭，将蒺藜包中揉擦，随即放下。又将布入水洗净，如前略扭，包擦数次，以无灰土洁净为度。即将蒺藜入大桌上，拣去沙石等，即入石碾碾之。则外皮得水不碎，内仁成末，筛去皮取净末。

何首乌 干者，米泔水浸三日，竹刀刮去皮，切片。用黑豆以水浸透，同何首乌蒸之，豆熟为度，如此九次者佳。

山茱萸 热汤泡软，剥去核。

吴茱萸 热汤泡，去头水，晒干用。

巴豆 去油净。《本草》云：生温有毒，熟寒无毒，今之去油生用，为避寒也。殊不知寒不足避，当辟其大毒，况《本经》全无去油之制法。陶氏煮令黄黑，然亦太过。不如去其心膜者五度，换水各煮一佛为佳。《局方》化滞丸，而巴豆不去油，只以巴豆煮熟用之，深得其性。

牵牛 微炒，捣取头末有力。

斑蝥❶ 去头足，同糯米炒令黄。有以牡蛎同炒之。

穿山甲 同蛤粉炒黄色，或炒成珠，研末，调入药。

蜈蚣 慢火炙，去头足，研末，入汤。

桑螵蛸 当中破，慢火炙之。

甘遂 面包煨热，去面。

阿胶 打碎如豆大，用蛤粉同炒成珠。用入汤药，不可与众药同煎，必药熟取起，去渣，复以阿胶入净药汤中化清服。

腽肭脐 内滚水泡去毛净，切片，新瓦上下慢火烘❷干入药。

紫河❸车 用热米泔水洗净，然后用麝香汤洗，上下新瓦烘于入药。有鲜煮食，必用椒姜。

使君子 慢火煨香熟用。

肉豆蔻 面包煨去油熟，切入药。

茯神 去木研细，水飞过用。

阳起石 用火煅透红，研极细入药。

硫黄 用芭蕉捣汁煮之，后以甘草汤煮之。大无毒，有用豆腐同煮者。

---

❶ 蝥：原文作"猫"，据文意改。
❷ 烘：原文作"炕"，据文意改。
❸ 河：原文作"华"，据文意改。

牡蛎　火煅淬醋盘中，又煅，五七次为佳。

蚕白　微炒研末入药。

皂角　去皮弦，慢火炙黄色用。

藿香　洗去土净，晒干用。

干漆　明新瓦上下合定，火煅，黑烟尽方可用。以其性气大悍，服之大伤血气，若去烟而用之，止破瘀血而不伤元血。若血晕不醒人事者，即烧烟熏之，立苏，足可以见其悍也。

砒霜　凡入药剂，如齁喘丸、斩鬼丹，及治梅毒亦不能弃之不用也。用之者，不知制度，其不杀人者几希。每将砒石一两，打碎，用明矾一两为末，盖砒上贮罐中，入明火一煅，以枯矾为度，砒之悍气随烟而去，驻形于矾中者，庶几无大毒，用之不伤也。用砒霜即用矾霜是也。

黄丹　凡用丹入药，如生肌膏、生肌散，皆必用之。绿丹性寒，得火炼形，而阴中之阳，有坎离之义，集之生肌去毒者也。今市肆售利牵假河沙混之，其不飞澄沙石，用之必然无效。凡丹须净器，以水飞过，仍炒干，丹入剂。

桑白皮　刮去红皮，切碎，用酒炒微黄色为度。

常山　用酒浸过宿，切用，则不吐。

大腹皮　擘去垢黑，用温水洗净，又用酒洗用，有用大豆汁洗，方可用。孙真云：鸩鸟多栖此树，遗屎在皮上，不净恐有毒。今人用之，不制，曾有人服之而致死者，其可忽诸。

蛤蚧　用酒洗温净，慢火炙熟，研入药。

硼砂　用口含过，得温用。

芦甘石　用倾银罐锻红，倾出在三黄汤内三五次尤佳。然后用三黄汤悬饴煮干，露一夜，焙干用。

珍珠　豆腐内蒸过，铁臼内捣末研用。有用火煅，非其制也。一说，入目贵乎生用。

玛瑙　犬肉内煮之，火煅红，醋淬用。

琥珀　用细布包，内豆腐锅中煮之，然后灰火略烧过。一云：安心神，俱宜生捣。入目，制过用。

血结　用灯草同研，则成粉。

磁石　火煅淬过。

硇砂　成块者，捶碎，乳汁浸二宿，瓦器烙干乳用。

石蟹　火煅醋淬过。

白丁香　入目者，三黄汤煮干焙用。

针粉　用隔纸炒，有用火煅黄色。

石燕　火煅醋淬用。

石决明　火煅，童便淬。

熊胆　水化开点目。焙干研为末，入散用。

龙骨　火锻。

海螵蛸　用湿纸包煨，碾碎用。

鹰条　用三黄汤飞，甘草汤煮一次，焙干用。

罂粟壳　用热水泡软，擘去筋膜，切成丝，用蜜水微炒，晒干用。忌蒜、醋、胡椒。

蕤仁　去衣锦，纸包，研去油。

花蜘蛛　醋浸死，瓦上烙干，去足用。

翠白　用倾银罐，煅如膏，醋中淬，焙干。

玄参　用酒洗去尘土，切片晒干用。玄参行表，治浮游无根之火，得酒气而力愈健。

连翘　择去枝根及心，研，淬入火煎。

香附子　舂去毛，用净米、童便浸一宿，取起，用净水洗过，炒干用。妇科以醋复燥之。

蔓荆子　破，以酒炒过入煎。今人往往不研不炒而用之，多不见效。

决明子　萝卜子　芥子　苏子　青葙❶子　韭子　凡药中用子者，俱要炒过，研碎入煎，方得味出。若不碎，如米之在谷，虽煮之终日，米岂能出哉？

干姜　生用发表汗，炒过，温脾而守中。胃间热虚甚者，如补中益气汤加之，当慢火煨焦黑。

紫菀茸　用酒洗去土，晒干用。

桂皮　有谓肉桂则厚桂，以滋肾者也。当刮去粗皮，便存其肉而用之，故曰肉桂。其余行血循经，止用薄桂。

远志　热水泡浸一时，破肉去梗，和甘草煮半伏时，去草不用。

---

❶　葙：原文作"相"，据文意改。

枇杷叶　治咳嗽，去毛不净，反令人嗽。《本草》云：四月采叶，曝干，用时须火炙，以布拭去毛，去毛不净，以粟秆作刷，刷之令尽。有用甘草汤洗，有用姜汤洗，有以酥涂炙。用初采湿者，一叶重一两，干则三钱重一叶方好。

石斛　用酒洗，炙干，或蒸过焙干用，俱可。

甘草　凉药中生用，温以补脾，必须炙熟。

仙茅　糯米泔水浸二宿，用竹刀刮去皮，木砧上切碎，阴干用。

续断　酒浸一宿，捶碎去筋，晒干用。

松香　用明净者，名滴青。入滚水煮三炷香，捞起放于凉水缸中拔之，一时复入锅煮三炷香。又入凉水拔，如此七次，微入灰汤并酒。量水一石，入灰汤酒各一斗，煮之再拔，便晒干听用。此药最要，制法极精，稍有不精，服之杀人。《续医说》：有人制造不精，服之肠塞而死。然则制药之法，可不慎哉！

祝养生家五则

凡人疾病，皆由多生不惜众生身命，竭用人力，好杀鸟兽昆虫，好捶楚下贱，甚则枉用毒刑，加诸无罪种种。业因感此苦报，业作养生之主，为人司命，见诸苦恼，当兴悲悯，详检方书，精求药道，谛察深思，务期协中。常自思惟药不对病、病不对机二旨，或乖则下咽不返，性命须臾，噬脐莫及，戒之哉，宜慎不宜忽也。

凡为养生家，当先读书，凡欲读书，当先识字。字者，文之始也。不识字义，宁解文理，文理不通，动成窒碍。虽诗书满目，于神不契，触途成滞，何由省入，譬诸面墙，亦同木偶。望其保固自己之精神，拯救生民之疾苦，顾不难哉。必读书穷理，本之身心，验之事物，战战兢兢，求中于道，造次之际，罔敢或肆者可也。

凡为养生家，亦须识药。药之所产方隅不同，则精粗顿异，收采不时，则力用全乖。又或市肆饰伪，足以混真，苟非确忍形质，精尝气味，鲜有不为其所误者。譬诸将不知兵，立功何自！既识药矣，宜习修事，雷公炮炙，固为大法，或有未尽，可以意通，必期躬亲，勿图苟且。譬诸饮食，烹调失度，尚不益人，反能增害，何况药物，关乎躯命者耶，可不慎诸？

凡为养生家，宜先虚怀，灵知空洞，本无一物，苟执我见，便无物对。我见坚固，势必轻大，我是人非，与境角立，一灵虚窍，动为所塞，虽日亲至，人终不获益，白首放吾，良可悲已。执而不化，害己损人，清夜深思，宜生愧耻。况人之才识，自非生知，必假问学，问学之益，广博难量，脱不虚怀，何由纳受，不耻无学，而耻下问，师心自圣于道何益？苟非至愚，宁不儆省乎？

凡为养生家，当深心暮道，毋为利欲所诱，旁门所惑。富贵贫贱，等心救济，纵有功效，任其自酬，勿责其报。如此则德植厥躬，鬼神幽赞，自尔直超圆顿，而登太极之域矣。

上来所祝五条，皆关切养生家才品道术，利济功过，即愿来学，俯从吾祝，则进乎道，而不囿于技矣。讵非生人之至幸，养生家之大光也哉！